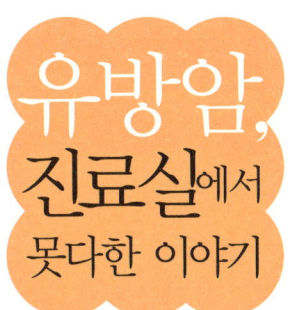

유방암
진료실에서 못다한 이야기

1판 1쇄_ 2010년 06월 01일

지은이_ 양정현
발행인_ 윤예제
발행처_ (주)건강신문사

등록번호_ 제8-00181호
주소_ 서울 은평구 응암동 578-72번지
전화_ 02-305-6077(대표)
팩스_ 02-305-1436

값_ 15,000원
ISBN 978-89-6267-034-9 03510

* 잘못된 책은 바꾸어 드립니다.
* 이 책에 대한 판권은 (주)건강신문사에 있으며
  저작권은 저자와 (주)건강신문사에 있습니다. 허가없는 무단인용 및
  복제, 복사, 인터넷게재를 금하며 인지는 협의에 의해 생략합니다.

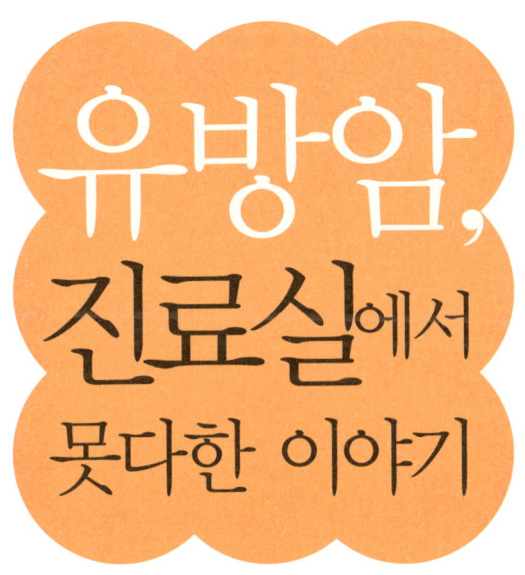

유방암, 진료실에서 못다한 이야기

삼성서울병원 외과교수 **양정현** 박사 지음

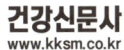

건강신문사
www.kksm.co.kr

머리말

유방암, 진료실에서 못다한 이야기

　　선무당이 사람 잡는다는 속담이 있다. 암이라는 질병에 대해서도 잘못 알려진 오류들이 많아 일반 대중들이 오도될 수 밖에 없는 것이 현실이다. 이 책은 필자가 시중에 나도는 많은 건강에 대한 책이나 암 관련서적들 중에 특히 여성들이 두려워하는 유방암을 중점적으로 기술한 책으로 되도록 의료인이 아닌 비전문인이 잘 이해할 수 있도록 노력하여 쓴 책이다.

　　일반적으로 의사들은 너무 바빠서 환자들에게 병에 대해 진료실에서 자세하게 이야기 해줄 시간이 충분하지 못하다. 그리고 시간이 흐를수록 유방암에 관한 지식은 증가하고 있지만, 아직 불확실하고 애매모호한 부분이 많으므로, 치료에 있어서도 여러 방법이 있을 수 있다. 이러한 사실은 환자나 보호자들에게 몹시 어렵고 곤란한 결정을 내리게끔 강요하고 있어 평소 유방암에 관한 지식을 충분히 가지고 있을 필요성이 있다. 따라서 이 책은 환자나 그들의 친지들로 하여금 합리적인 결정을 의사와 함께 내릴 수 있도록 도와주려는 의도를 가지고 최신의 진단 및 치료경향을 가능하면 쉽게 기술하려 노력하였다. 그리고 항상 예방이 치료보다 나은 법이므로 유방암의 예방과 조기발견에 대해서도 기술했다. 유방암환자의 심리상태에 대해서는 나름대로 아는 바를 적어 유방암환자 가족들의 이해를 돕도록 했다. 독자들이 일반적으로 품을 수 있는 유방암에 관한 궁금한 점들도 문답을 통하여 이해하도록 덧붙였다.

십 수년전 여성암에 관한 책을 출판했을 때 독자들로부터 많은 충고들을 들었다. 너무 이해하기 어렵다, 재발의 어두운 점을 강조하여 두려움이 앞선다 등등의 질책이 많았으므로 이번 개정판엔 이러한 결점들을 보완하고자 유방암의 조기진단법, 예방법 그리고 유방암을 이겨낸 환자의 실례들을 추가하였다. 그리고 수필형식으로 한 파트를 만들어 유방암에 대해 알기 쉽게 반복해서 요점 정리를 해두었다. 여성뿐 아니라 남성들에게도 많은 도움이 되도록 노력하였으며 설명에 그림도 추가하여 이해가 쉽도록 시도하였다. 손자병법에 '적을 알고 나를 알면 백전백승'이라 했으므로 우리 인류의 최대의 적인 암도 그것에 대해 알아야 이길 수 있으리라 생각된다.

유방암 전문의이다 보니 하루에도 수많은 유방암 환자들을 만나게 된다. 유방암은 간단한 자가진단으로 병을 자각할 수 있고 초기에 치료하면 완치될 수 있는데도 시기를 놓쳐 애를 먹곤 한다.

특히 유방암으로 인해 유방을 절제해야 하는 경우엔 환자의 대다수가 암을 제거한다는 사실보다 유방을 제거해야 한다는 사실에 더 많은 두려움과 고통을 느낀다.

몇 년 전 유방절제 수술을 한 뒤 미용적인 측면보다 자신의 아이에게 더 이상 젖을 먹일 수 없음을 아파하고 눈물 흘리는 환자를 본 일이 있다.

여성의 유방은 이처럼 단지 외적인 아름다움뿐만이 아니라 모든 이에게 있어 어머니의 따뜻한 품을 전해주는 중요한 장기인 것이다.

한 쪽 유방이 없는 여자를 보는 것은 매번 가슴이 아픈 일이지만 유방이 없다고 하더라도 여성의 모성애가 사라지는 것은 아니기에 유방암 환자들이 더욱 자신감을 갖고 세상을 살아주었으면 하는 바램이 든다.

이 책이 나오도록 애써 주신 건강신문사의 윤승천 사장님을 비롯한 편집부 가족 여러분 그리고 필자에게 격려와 용기를 준 아내에게 감사를 드린다. 독자들의 많은 질책과 성원이 있기를 바라며 암에 시달리고 있는 환자들과 그 가족들에게 부끄러운 마음으로 이 책을 바치려 한다.

2010년 5월

著者 梁情鉉

서론

암은 누구나 걸릴 수 있는 질병이다. 어떤 사람들에게는 암이라는 단어가 서글픔과 분노를 불러일으킬 수 있을 것이다. 그리고 우리들 대부분도 주위에 친척이나 친구 중에 암으로 신음하고 있는 경우를 자주 접하게 된다.

따라서 우리들 중 아무도 일생동안 암으로부터 면죄부를 받은 사람은 없으며 어떤 통계에 의하면 4명 중 1명은 평생을 살아가는 동안 암에 걸릴 가능성이 있다고 했다. 종래에는 뇌졸중, 사고사 등이 주요 사망원인이었지만 이제는 암이 심장병과 함께 우리나라 사람의 사망원인 수위를 다투고 있어 서구와 같은 패턴을 나타내기 시작하고 있다는 것이다.

이 책은 여성에게 특히 위협적인 유방암에 대하여 기술하였고, 그 치료방법과 함께 다른 도움을 줄 수 있는 수단에 대해 언급하였다. 유방암이 과거에 비해 치료방법에 있어서 발전이 있는 것은 사실이나, 불행히도 사망률을 낮추지는 못하였으며 오히려 거꾸로 유방암이 증가 일로에 있는 것이 현실이다.

특히 우리나라 같은 동양권에서는 유방암에 비교적 적게 걸렸었지만, 생활양식의 서구화경향으로 인해 갈수록 서구인처럼 유방암이 증가추세에 있다. 비록 그동안 유방암 본질에 대한 의학적 발전은 미미했었다 할지라도 치료방법의 개선이 있었던 것은 부인할 수 없으며 유방암에 대해서는 특히 보다 더 인도적이고 인간적인 접근이 바람직하다. 그래서 보다 많은 의사들이 가능하면 덜 흉한 수술방법을 시술하려 노력중이고, 암 수술 후 나타날 수 있는 정신적인 문제에 대해서도 많은 관심들을 가지고 있다.

선진국에서 50세 이상의 여성을 대상으로 조기유방암발견을 위해 행해지고 있는 유방촬영술mammography을 이용한 유방암조기검진screening은 유방암으로 인한 사망을 줄일 수 있는 희망을 안겨주고 있지만 이것은 여성들의 많은 호응이 있어야만 가능하다. 최근 우리나라도 여성암중 유방암이 1위를 차지함에 따라 관심이 높아지고 조기검진도 국가에서 적극 권장하고 있어 바람직한 일이다.

조기 유방암 환자를 위한 보조요법들, 즉 항암 화학요법과 항 호르몬요법제 타목시펜tamoxifen 또는 아로마타제aromatase 억제제는 비록 완치를 목적으로 할 수는 없지만 장기간 재발을 억제하고 보다 나은 생을 누리게 할 수 있다.

대부분의 경우에 있어서 유방암환자에게 암이라는 질병은 수년간 지속되는 만성적인 질병이므로 암을 몸에 지닌 채 살아가는 법을 배워야한다.

실제로 우리가 알고 있는 것보다 훨씬 많은 유방암환자가 완치되고 있지만 관리를 제대로 하지 않거나 운이 없는 경우에 암은 항상 재발할 가능성이 있는 것이다.

보통 치료 후 5년이 생존의 이정표가 되는데 암의 본성이 변덕스러워 그 이후에도 곧잘 재발하곤 한다. 재발했다하더라도 많은 환자들에서는 몇 년 동안 관해기증상이 좋아지는 기간가 있으므로 재발이 곧 죽음을 뜻하지는 않으며 암환자들은 가장 최악의 상황에서도 곧잘 헤쳐 나옴으로써 의사들을 놀라게 하곤한다. 더욱이 재발성 또는 진행성 암에 대한 치료가 최근 대단한 발전을 이루어 말기암환자도 이제는 어느 정도 편안함을 누릴 수 있게 되었다.

저자가 이 책을 출간한 이유는 의학교과서로서가 아니라 유방암에 대해 잘 알지 못하는 일반대중이나 유방암환자, 보호자와 종종 접촉하는 간호사나 약사 등을 위하여 쉽게 유방암을 이해할 수 있도록 안내서를 만들어 보고자 해서이다.

차례

유방암, 진료실에서 못다한 이야기·4

1부 유방의 미학

유방의 상징적 의미 ···16
유방의 구조 ···23
유방암의 발병원인 ···26

2부 일찍 발견할수록 완치가능성이 높다

유방암을 조기발견하려면 ···44
유방에 혹이 만져지는 데 ···57
조기검진은 당신의 생명을 구할 수 있다. ···73
의사들은 무엇을 알아내려하나? ···82

3부 유방암의 최신 치료법

유방암에 과연 수술이 필요한 것인가? ···92
수술 외 치료법 ···112
호르몬내분비요법 ···117
항암 화학요법 ···121
대증 방사선요법 ···124
표적치료 ···127

4부 유방암 환자들의 몸과 마음

치료초기의 감정 ···130
치료 중과 치료 후에 느끼는 감정들 ···133
대화—의사의 역할 ···138
관심—남편의 역할 ···141

5부 도움이 있는 곳

수술후 관리 …144
유방암에 대한 잘못된 상식 …153
유방암치료의 희망 …156

6부 건강하고 아름다운 유방을 위하여

당신, 유방이 이상한 것 같은데… …162
때밀이 아줌마는 선수? …167
진찰의 기본은 상의 벗기 …170
유방암이 아니라구요? …175
유방암 모녀 …179
잘라낸 유방 되살리기 …183
사랑이라는 위대한 힘 …188
유방을 살려주세요. …192
병주고 약주고 …195
18년 만에 돌아온 암세포 …198
남자에게도 유방암은 있다! …201
언제까지 살 수 있을까요? …204
십년지기十年知己 …207
건강하고 아름다운 유방을 위하여 …210
조심 또 조심―사우나, 찜질방… …213
누구도 알 수 없는 민간요법 …216
거짓말의 미학 …219
암 정복의 희뿌연 빛 한줄기 …222

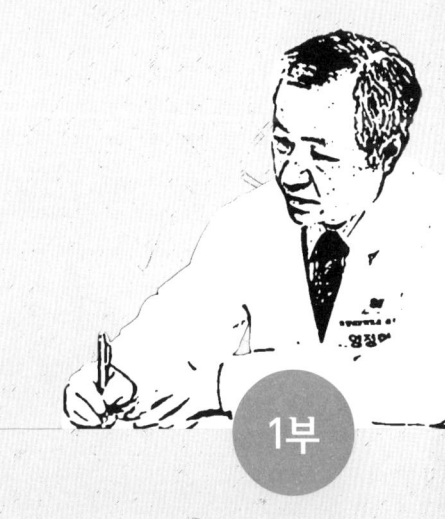

1부
유방의 미학

유방의 상징적 의미

매력포인트

조선조 시대에 그려진 민화나 풍속도에 나타나는 여인들을 보면 우리네 조상들은 여성들의 몸을 노출하는 것을 금기로 여겼다. 여염집 아낙들의 머리에 쓰는 쓰개에서부터 손끝까지 내려오는 저고리 소매하며 치렁치렁한 치마에 버선까지 어디 한군데 노출된 곳 없이 완벽한 복장이었다.

그러나 허술한 곳이 유독 한군데 있었는데 그것은 저고리와 치마사이의 가슴부분으로 아무리 치마를 가슴에 올려 칭칭 감는다 해도 움직임에 따라 가슴의 살이 비치는 것은 어쩔할 수 없어 어쩌다가 민화에 그려진, 저고리와 치마사이로 살짝 비쳐 나오는 터질 것 같은 젖무덤을 대할 때면 우리 선조들도 여성의 신체 중 어느 곳보다도 유방에 매력을 은근히 가지고 있지 않았나 생각해본다.

그런 시절에 비하여 우리가 살고 있는 현대는 유방에 너무 노골적으로 비중을 두고 있는 것 같다. 왜냐 하면 유방을 여성스러움이나 아름다움 그 자체로 여기고 유방의 크기, 모양, 위치, 탄력성 그리고 브래지어의 모양 등등 세상에는 별의별 이야기가 돌고 있으니 말이다.

풍만한 젖가슴은 신문, 잡지나 담배, 심지어는 자동차를 판매하는 데에도 등장하고 광고 포스터나 애정소설의 단골메뉴로도 이용되고 있다.

역사적 기록상에 나타난 유방

예부터 우리나라에는 가슴이 크면 미련해 보인다는 말이 있었다. 이는 근거없는 이야기로 현대 여성들은 오히려 가슴이 큰 것을 매력으로 여기고 많은 돈을 들여가며 키우는 성형수술을 하고 있는 상황이다. 이렇게 되면 여성의 유방이 우리가 살고 있는 21세기에서 장사 속으로 이용되고 있음을 아무도 부인할 수 없을 것이다. 그렇다면 이제까지 역사적으로 보아 그렇지 않은 시절이 과연 있었을까? 심지어는 유방의 노출이 지금보다 더 요란하고 도발적이었던 시절도 서양에는 있었던 것 같다.

예를 들어 BC 3000년 경의 크레타 시절 벽화에 그려있는, 요염하고 탄력있는 젖을 자랑스럽게 내놓고 있는 숙녀들을 보자. 언제 어느 곳을 막론하고 여성의 가슴에 매력을 느끼지 않고 황홀해하지 않는 남성들이 있었을까? 남성들은 여러 가지 방법으로 유방의 곡선미를 직접 간접으로 묘사하려 노력해왔다.

자기·꽃병·항아리·방패 그리고 투구까지도 모두 여성의 둥그런 유방을 상징하고 있다. 우리 주위를 둘러보면 고대나 현대를 막론하고 종교적이거나 예술적 또는 실용적인 목적을 가졌거나 간에 이러한 유방의 정감을 연상시키는 것들이 무수히 있다.

아마도 이 세상에는 남성의 성기를 묘사한 물체 만큼이나 유방을 연상시키는 물체들이 널려있을 것이다. 그림이나 조각같은 가시적인 유물을 통해 나타나는 형상이 역사가들이 써놓은 역사책보다 사람들의 사고와 생활방식을 훨씬 적나라하게 표현해 줄 수 있다.

역사적 기록을 볼 때 문명시대 이후로 유방이 사람들의 관심에서 벗어난 시절은 별로 없었던 것 같다. 기지와 분별력을 겸비했던 의상연구가 제임스 레버는 우리가 입고 있는 의상들이 반대편 성에 대한 태도를 나타낸다고 말했다.

인간역사의 대부분은 남자에 의하여 지배되었으므로 남성들은 계급을 나타내는 의례적이고 점잔빼는 의상을 입음으로써 다른 남성 라이벌들과 구별되기를 바래왔고 여자들에게 신분과 능력에 따라 평가받기를 갈구하여 왔다. 또한 여성들은 성적 매력을 나타내는 유혹적인 의상을 입음으로써 거의 전적으로 용모에 의존하여 남자와 가정, 그리고 스스로의 안전을 도모하여 왔다. 계산된 노출이 남녀간의 관계에 있어서 기본원칙이지만 남자들이란 쉽게 싫증을 느끼는 부류인지라 여성의 노출부위가 유행에 따라 계속 변해왔다.

유방, 다리, 발목, 발, 손목, 어깨, 목, 허리 등 여성의 신체 구석구석이 시시때때로 남성들의 탐욕스러운 관심의 대상이 되어왔으므로, 심리학자인 플루겔J.C.Flugel은 이러한 부위를 '가변적인 관능부위 shifting erogenous zone'라고 표현하였다. 사회가 점잖을수록 더욱 더 자극과 유혹에 약하게 된다. 다리에 대한 음담패설을 부끄럽게 여겨 피아노 같은 무생물의 다리까지도 억지로 감쌌던 빅토리아시대의 사람들과 오늘날에도 검은 챠도르 속에 젊고 교육받은 여성들의 몸을 감추도록 하고 있는 회교도들을 비교할 때 우리가 공통점을 발견한다는 것은 그리 어려운 일이 아니다.

어찌되었건 유방은 다른 어떤 부위보다 관능적인 것으로 꾸준히 여겨져 왔다. 종교적인 금기가 절정에 이르렀던 르네상스시절 화가들도, 아기 예수에게 자애롭고 완벽한 가슴으로 젖을 주고 있는 성모 마리아의 모델로 아름다운 귀족부인을 그리며 남자들은 교묘하게 도덕적인 비난을 피하여왔다.

레버는 또한 여성이 해방을 부르짖을 때마다 그들의 의상은 남성의 취향을 거스르는 스타일이었다고 지적하였다. 남성들의 비위를 맞추는 대신 여성들은 자신들의 편의 위주이거나 노출이 심하지 않은 스타일의 옷을 입는다고 주장하였으며 20세기 중반에 이미 그는 여성해방의 대세는 거역할 수 없다고 하였다. 그 이유로서 이때 여성들의 의상들이 편의 위주로 스타일이 변화하여 성의 구별이 없어졌다는 점을 지적하였다.

그의 이론은 여성의 신체, 그 중 특히 유방에 대해 상업적인 이용을 불경스럽게(?) 일삼아 온 현대 서구사회의 한 단면을 설명해 줄 수 있을 것 같다. 이러한 현상이 남성들의 손에서 여성들이 해방된 것에 대한 복수심의 발로인지 또는 땅과 같이 넓게만 여겨지던 엄마의 젖가슴에 대한 어릴적 향수의 표현인지, 아니면 아마도 이러한 방법 말고는 일상생활에서 분출시킬 수 있는 새로운 성적욕구의 발산이 없어서인지는 잘 모를 일이다.

이유야 어찌되었건 우리는 좋거나 싫거나간에 아침에 눈을 뜨자마자 쥬스를 마실 때 이미 젖을 빨기 시작하는 셈이고 직장을 오가며 광고 간판에서 유방을 보아야 하고 신문, 잡지, 영화 또는 TV에서 유방에 대한 광고물이나 기사거리가 없는 경우를 상상하기 어려운 시대에 살고 있다.

종족보존을 위한 수단

아이들은 어머니의 젖을 빨기 시작하면서 삶을 시작한다. 또한 젖으로부터 영양과 안락 그리고 따뜻한 온기, 접촉의 즐거움을 느낌으로써 만족을 한다. 성인 남자의 경우에 유방을 자식들과 나눠야하는 상황에도 심지어 질투를 느껴, 수유가 유방의 모양을 버린다는 핑계로 그들로부터 잠시라도 떨어지는 것을 달갑지 않게 여기기도 한다. 그리고 슬프게도 일부 여성들은 이에 동조라도 하는 듯 분만 후 유방이 젖으로 불고 커지는 것을 별로 달가와하지 않는다.

왜냐 하면 그들은 이러한 엄마로서의 역할이 곧 남편으로부터 경원시됨을 초래할까봐 달가와 하지 않는 것이다. 일부 편협한 남성들의 경우에는 이 말이 맞을 것이다. 만일 독자들 중에 이런 생각을 가지고 계신 분들이 있다면 부부 간에 서로 허심탄회하게 대화를 가져봐야 할 것이다. 왜냐 하면 이러한 부정적인 생각으로 인해 수유의 즐거움과 장점을 외면한다면 인생의 참 맛을 모르고 지내는 것이나 다름없다 할 수 있으니 말이다. 너무 과장된 표현일까?

어느 동물학자가 관찰한 바에 의하면 원숭이가 아기원숭이에게 젖을 줄 때 이상하게도 대부분 왼쪽 젖을 빨린다고 한다. 이는 왼쪽 젖이 어미의 심장에 가까워 젖을 주면서 어미의 심장박동소리를 듣게 함으로써 모자간의 교감을 이루려는 본능적 행동으로 해석된다. 그리고 우리 속담에도 왼쪽 젖이 잘 나와야 아기에게도 좋다는 속설이 있다. 유럽의 유명한 왕재를 많이 배출한 합스부르그 왕가는 대대로 모유로 자손을 키우는 전통이 있었다.

이러한 사실들로 미루어 요즈음 젊은 엄마들이 미용을 핑계삼아 수유를 기피함은 심사숙고해야 할 일이다. 미용에는 세계에서 둘째가라면 서러워할 불란서여인들의 수유율이 우리보다 훨씬 높다는 통계는 이 나라의 현명하신 어머니들에게 경종을 울려 주는 일이 아닐까 한다. 여성의 몸, 그 중 특히 유방에 대한 태도는 그녀가 살고 있는 사회라든가 가족환경 그리고 문화적 배경, 지향하는 자기 이미지같은 여러 환경적인 요인에 의해 많이 좌우된다.

몸과 마음은 밀접한 관계에 있는 법이다. 만일 신체가 건강하면 마음도 건전하게 되어 스스로 용모뿐 아니라 자신감도 갖게되는 법이다. 과거에는 젖가슴이 크면 지능이 낮다고 한 적이 있어 아담한 유방을 칭찬한 적도 있지만 요즈음은 큰 유방을 매력포인트로 선호하는 경향이 있다. 따라서 유방성형이 유행하는 것은 이러한 세태의 반영일 것이다.

여성들은 그들의 신체를 남성들이 애완물로 이용한다고 불평할지 모르지만 과연 여성들 스스로의 잘못은 없을까? 이러한 여성 신체에 대한 모멸은 여성들이 모른체하고 있는 한 결코 사라지지 않을 것이다.

유방의 형태나 크기가 성적 만족과는 별 관련이 없음에도 불구하고, 남성들의 용어로 '특별한' 또는 '유별난' 여성의 특권인 수유를 과학적 근거도 없이 포기함은 온당치 않다. 여성들은 일생 중 언젠가 유방 때문에 고민하거나 슬퍼할 수가 있다. 유방이 너무 일찍, 또는 너무 늦게 발육한다거나, 너무 크거나, 너무 작거나, 탄력이 없다거나, 쭈글쭈글하다고 말이다. 그러나 과연 그럴 필요가 있을까?

여성들은 그들의 유방이 A컵이거나 D컵 이거나간에 그들의 여성다움을 표현하는데 꼭 필요한 존재라 생각하며, 그녀들의 애인인 남성들도 이러한 여성들의 생각에 동의할 것이다. 그러나 다음과 같은 사실은 항상 명심하여야 할 것이다. 당신의 유방이 당신을 여성으로 만드는 전체가 아니라 일부분에 지나지 않는다는 것을…

유방의 구조

사람의 유방은 쌍을 이루고 있으며 태생 6주 때부터 자리를 잡기 시작한다. 태어날 때까지 남녀 모두 유방은 수유관으로 이루어져 외적으로는 유두륜이라 불리우는 짙은 핑크빛을 띠고 있는 작은 원모양과 이에 둘러 싸인 유두를 가지고 있다.

사춘기 때까지 유방은 평평하게 남아있다. 보통 11살에서부터 13살까지 발육기에 접어들면 여자들은 에스트로겐과 프로게스테론 같은 여성호르몬을 분비하기 시작하며 이들 호르몬들은 성인으로서 임신에 필요한 신체변화를 불러 일으킨다. 가장 눈에 뜨이는 신체적 변화는 겨드랑이와 회음부에 털이 나고 젖가슴이 발달하기 시작하는 것이다.

유두륜은 내부에서 수유관이 가지를 쳐 모유를 만들어내는 작은 유선들에 연결됨에 따라 부풀어 오르기 시작한다. 이들 수유관 각각은 지방에 파묻혀있는 조직 단위, 즉 엽마다 분포되어 있는 데 이 엽은 각기 섬유조직에 의해 분리되어 있다. 수유관은 마치 자전거바퀴의 살처럼 유두밑의 중앙으로 모여 모유를 모아놓는다.

대개 유방에는 12~20개의 엽이 있고 각각은 유두에 개구하게 된다. 소녀가 성인이 되면서 이러한 엽들은 보다 커지고 지방이 많이 축적되어 둥글고 팽팽하게 된다. 유방의 크기는 주로 가운데와 윗부분에 존재하는 유선의 크기가 아니라 지방과 섬유조직의 양에 달려 있다.

여성의 생리주기에 따라 유방의 크기는 변화하며 임신이 되면 유방은 더욱 커지고 유선의 수가 늘어나 수유를 준비하게 되며, 수유가 끝나면 유선의 수가 감소하여 지방으로 대치된다. 그리고 폐경기에 이르면 유선은 거의 보기 힘들고 지방조직으로 유방은 변하게 된다. 유방조직은 밑에 있는 흉근근육_{대흉근과 소흉근}과 유방을 덮고있는 피부로 가는 인대들에 의해 매달려 있다. 암으로 인해 이 인대_{쿠퍼 Cooper씨 인대라 부름}가 침범당하면 유방의 피부가 움푹 들어가거나 주름이 생기게 된다. 유방은 근본적으로 반구형 모양이지만 겨드랑이 쪽으로 혀모양같이 꼬리가 있는데 이를 유방꼬리 또는 겨드랑이 꼬리라 부른다. 이 부분이 성인에게서 가끔 커지면서 혹으로 오인되어 암에 걸렸다고 오해하는 수가 있으니 주의를 요한다.

액와_{腋窩}는 겨드랑이의 의학용어로서 주요한 림프절이 있는 부위이며 앞으로 이 책을 읽을 때 많이 인용될 것이니 독자들이 잘 기억했으면 한다. 림프절이란 혈액과 비슷하지만 적혈구가 없는 무색의 림프액을 모으고 거르는 역할을 하는, 전신에 분포되어 있는 작은 결절들을 말한다. 이 림프절들은 질병에 대한 신체의 면역반응에 아주 중요한 부분이므로 뒤에 보다 자세히 설명할까한다.

유방근처에는 액와림프절 말고도 유방뒤에 흉부림프절과 쇄골하부의 쇄골하림프절, 양측유방사이에 내유방림프절이 있다.

유방은 여성에게 기쁨뿐 아니라 때로 고통도 준다. 여성의 유방은 사춘기 때부터 줄곧 끊임없이 호르몬의 자극을 받기 때문에 자주 통증을 느끼고 압통을 느끼게 되는 데 아주 심한 경우에는 수 년 동안 쉼없이 통증을 느낄 수도 있다

통증이 곧 암같은 재난암의 경우 대체적으로 통증없이 시작된다을 뜻하는 것은 아니지만 만일 통증이 오래 지속된다면 반드시 의사의 진찰이 필요하다.

유방암의 발병원인

왜 여성들이 유방암에 걸리는가?

만일 위와 같은 질문이 해답을 얻는다면 여성들에 가장 치명적인 암을 완치시킬 수 있을 것이다. 구미에서 유방암은 여성 암으로 인한 사망의 약 20%를 차지하고 있고 35세부터 64세까지의 여성 조기사망의 주원인으로 꼽히고 있기 때문이다.

여러 해 동안 집중적으로 과학자들과 역학자들이 연구를 하고 있음에도 불구하고 아직 이 물음에 대한 해답은 얻어지지 않고 있다. 유방암의 원인이 밝혀지지 않았음은 차치하고 이 병의 성질에 대해서도 많은 의문점이 남아있다.

예를 들면 왜 유방암은 증상이 다양하며 예상할 수 없는 경과를 가져오는 것일까? 역설적으로 어떤 여성 환자는 유방암 진단시에 이미 전신에 암이 퍼져있을 만큼 큰 종양을 가지고 있어서 얼마 살지 못할 것으로 보임에도 불구하고 그보다 훨씬 작은 '조기'암으로 보이는 암환자보다 오래 사는 경우를 우리는 때때로 볼 수 있다. 또한 비록 몇몇 조건이 밝혀져있다 해도 아직 어떠한 사람들이 유방암에 잘 걸리는지 일반적으로 예견하기는 쉽지 않다.

필자의 환자 중에도 유방암이 폐와 뼈에 전이되어 오늘 내일하던 환자가 기사회생하여 2년이 넘도록 정상인에 가깝게 활동하고 있는가 하면 초기 암으로 10년 이상 생존하리라 믿었던 환자가 1년도 채 못되 재발한 경우가 있다.

이 같은 질문들이 의학자들이 궁극적으로 해답을 얻어야 할 과제이다. 영국은 지난 수년 동안 미미하지만 눈에 뜨일 정도로 유방암의 빈도가 증가하고 있다. 특히 50세 이상에서 증가하고 있고 44세 이하에서는 약간 감소경향이 나타나고 있다. 한가닥 희망적인 점은 생존율이 다른 암보다 비교적 양호하고 최근들어 약간 개선을 보이는 점이다. 이것은 아마도 조기발견의 증가와 보다 개선된 효과적인 치료방법에 연유된 것이라 생각된다.

미국의 통계에 의하면 유방암은 여성들의 암 중 가장 잘 걸리는 암이며 8명 중 1명 꼴로 유방암에 걸리고 있다한다. 최근 미국 통계에 의하면 유방암의 증가추세가 약간 꺾이는듯 하지만 우리나라에서는 여성이 잘 걸리는 암의 순위가 자궁암, 위암, 유방암의 순위로 되어 있다가 2001년부터 유방암이 수위로 되어 있다. 보사부의 암등록 조사보고서에 의하면 1980년에는 여성암의 9%에서 2007년 15.1%로 굉장한 증가추세를 보이고 있으며, 우리와 생활습관이나 식성이 비슷하다 할 수 있는 일본, 필리핀 등에서는 이미 유방암이 여성들이 가장 잘 걸리는 암으로 보고되어 있는 것을 보면 유방암은 우리나라 여성들이 가장 주목하고 대처해야 할 병이라는 것을 알 수 있다. 비록 유방암의 전체적인 5년 생존율이 83.0%한국 중앙암등록 본부 자료로 비교적 좋다고는 하지만 유방암환자의 3분의 2가 결국 유방암에 의해 사망하게 되고 20년 내지 25년 뒤에도 재발이 나타날 수 있으며 우리나라 유방암의 호발연령이 서구는 50대인데 비해 보다 10년 이나 젊고 사회적으로 왕성한 활동을 보이는 40대에 호발한다는 점도 주목하여야 할 점이다.

남성들도 유방암에 걸릴 수 있는 데 남녀비는 100대 1로써 대개 노인에서 발생하고 40세 이하에서는 매우 드물다. 보통 유두주위에 암이 위치하고 치료방법은 여성의 경우와 같다.

역학epidemiology은 일정한 지역에 존재하는 질병을 다루는 학문으로서 원래는 말뜻대로 전염병을 대상으로 했으나, 전염병이 대부분 사라지거나 쉽게 치료되므로 역학자들은 영역을 넓혀 특정질환의 원인原因들을 밝히고 질병분포와 양상을 규명하여 병의 병태에 관한 이해를 추구한다. 그리고 이것을 바탕으로 이 질병의 치료법을 알아내려는 의사들을 도와주는 역할을 한다.

이렇게 하기 위해서는 모든 가능한 요인들, 예를 들면 질병분포, 즉 어느 곳, 어떤 민족에 호발하는가 등을 철저히 분석해야 하며 또한 나이, 성별분포라든지, 잘 걸리는 환자들의 특성이 유전, 환경 또는 전염성이거나 퇴행성인지 하나하나를 함께 복합적으로 분석하여야 한다. 유능한 역학자는 탐정역할을 하여야 한다.

그는 끈기를 가지고 참을성있게 증거들을 샅샅이 살펴보고 분석하여 단서를 발견해야 한다. 마치 셜록 홈즈처럼 예리한 분석을 거쳐 결론을 추출한 다음, 합리적인 이론을 세워 옳고 그름을 테스트해 보아야 한다. 결핵, 천연두 그리고 소아마비가 이러한 역학적 분석의 결과 극적으로 인류의 손에 정복이 되었던 것이고, 암이 이제 금세기 역학의 관심 대상이 되고 있다. 원인들이 밝혀지기 이전에 완치방법이 나올 수도 있을 것이나 예방방법은 밝혀지기 어려울 것이다.

유방암의 발병원인

■ 원인이 될 만한 단서들

지금까지 유방암의 원인을 밝힐 수 있는 중요한 단서들은 여러 가지가 있다. 이 중에서 주목받고 있는 것은 여성의 생리, 출산력과 관련된 사항들인데 이는 호르몬 중 특히 에스트로겐이 중요한 역할을 하지않나 시사하는 바가 많다.

유방암에 덜 걸릴 수 있는 경우를 예로 들어보자. 10대에 임신을 한 경력반 이하로 빈도감소이 있다거나, 초경이 15세 이후에 있었다거나 13세 이전과 비교할 때, 폐경이 45세 이전인 경우55세 이후와 비교할 때, 호리 호리하고 활동적인 여성, 가족 중에 유방암에 걸린 사람이 없는 경우 들은 유방암의 빈도가 적다고 알려져있다.

다산이나 수유를 한 경우는 과거 유방암의 예방효과가 있다고 알려져 왔으나 최근 여러 논문에서는 확실한 결론을 유보하고 있다. 유방암에 잘 걸릴 수 있는 조건은 위 조건과 반대되는 경우로써 초 경이 빨랐다거나 폐경이 늦게 오는 경우-이 경우들은 호르몬의 작용을 많이 받았다는 의미를 암시한다-35세 이후에 초산을 한 경우, 또는 전혀 임신을 하지 않은 경우들이 이에 속한다. 1713년 이태리의 의사 라마찌니는 일생을 독신으로 지내는 수녀의 경우에 결혼을 한 자매와 비교할 때 유방암에 더 잘 걸린다는 사실을 밝혀냈다. 이후 유방암과 호르몬과의 관계에 대한 연구가 계속 되었다.

■ 인구학, 인류학 및 영양학적 자료

유방암에 잘 걸리는 위험요인들을 분석하는 데 고려하여야할 다른 사항으로는 살고 있는 장소와 인종이다. 북미지역과 서유럽지역의 여성들은 유방암에 걸리기 쉬운 반면 아시아 또는 아프리카 흑인들에게는 상당히 드문 병이다.

그리고 이들 아시아 또는 아프리카지역의 유방암은 비교적 양순한 경과를 밟는다. 역학자들이 밝혀낸 흥미있는 사실은, 일본에 살고 있는 일본여성이 유방암에 걸리는 빈도에 비해 미국에 이민을 간 일본여성의 발병빈도가 높아지고, 이민 3세에 이르면 그 빈도가 서양여성과 같아진다는 사실이다. 그리고 고지방식이 지방분이 많이 들어있는 식사, 특히 동물성지방이 문제가 됨은 유방암의 위험을 높인다고 주장되고 있으나 아직 결정적인 증거는 없다. 어쨌든 비만여성이 유방암에 잘 걸린다는 것은 이미 알려진 사실이고, 고지방식이 유방구조의 변화를 일으켜 암을 유발한다는 가설도 있다. 비만의 경우 젊은 여성이 비만한 경우에는 유방암의 발생위험이 다소 낮은데 비해 폐경후 여성이 비만한 경우 지방에서 에스트로겐의 분비가 많아져서 유방암의 위험이 높은 것으로 알려져 있다. 키가 큰 여성도 유방암의 위험도가 높다고 알려져 있다. 활발한 육체적 활동은 유방암의 위험을 감소시키며 음주는 유방암의 발생을 증가시키는 것으로 보고 되고 있다. 흡연에 대하여는 약간 상반된 결과를 보이고 있지만 간접흡연은 약간 증가시키는 것으로 알려져 있다. 그리고 콩에 들어 있는 식물성 에스트로겐피토 에스트로겐이 항 에스트로겐 작용을 하는가 하는 것에 대해서는 만족스러운 결과는 아직 없다.

■ 연령과 가족력

가장 의미있는 위험요소로 여성의 나이를 들 수 있다. 30세 이전에 유방에 만져지는 혹종양은 유방암과는 대부분 관계가 없다그렇지만 꼭 의사의 진찰을 받아야 한다. 왜냐하면 우리나라에 30대 이전의 젊은 유방암환자가 늘고 있다는 통계가 있기 때문이다. 30대 후반, 40대 그리고 폐경기에 이르고 노인이 되어감에 따라 계속 유방암의 위험률은 상승한다. 폐경기 전에 걸린 유방암과 폐경기이후에 걸린 유방암의 질병양상이 다르다는 사실에는 의심의 여지가 없다.

왜냐 하면 두 계층간의 치료방법이 다른 경우가 있다는 사실로 미루어서 우리는 이 같은 점을 확인할 수 있으나 아직 정확하게 어떤 점들이 다른지를 꼬집어 내지는 못하고 있다.

구미에서는 주로 폐경기 이후인 50세후에 유방암이 많은 데 비해 우리나라 동양권 유방암의 특징은 폐경기전인 40대에 많아 무언가 구미의 유방암과는 차이가 있으리라는 개연성이 있어 앞으로의 연구과제가 되고 있다.

유방암도 다른 질병들과 마찬가지로 유전적 요인을 배제할 수 없다. 유전성 유방암은 10% 내외로 알려져 있는데 대표적인 유전자는 BRCA1,2가 있다. BRCA1 유전자는 17번 염색체에 있으며 이 유전자를 가진 여성은 85%에서 유방암이 발생하고 40~60%에서 난소암이 발생한다.

BRCA2 유전자는 13번 염색체에 존재하고 BRCA1과 비슷하거나 약간 낮은 유방암의 빈도를 나타내고 16~27%에서 난소암이 발생하고 남성이 이 유전자를 가지고 있으면 5~10%에서 남성유방암이 발생한다.

어머니, 자매 또는 이모가 50세가 되기 전에 유방암에 걸렸다면 본인이 유방암에 걸릴 가능성은 매우 높아져, 일반여성들의 11~12명 중 1명이 유방암에 걸리는 것에 비해 4명 중 1명꼴로 걸리게 된다.

만일 둘 이상의 친척이 폐경기전에 유방암에 걸렸다면, 두명 중 한명꼴로 유방암의 위험률은 더욱 높아진다. 그러나 50세 이후에 친척이 유방암에 걸렸다면 위험률은 여덟명 중 하나로 감소하고, 본인의 나이가 들어갈수록 위험률 또한 감소한다. 이러한 고위험여성들에겐 아마도 유방암유전자가 유전됨으로 말미암아 생겨나지 않나 생각되고 있다.

과학자들은 이러한 암을 일으키는 특별한 유전자 종양유전자, oncogene가 위에 열거한 고위험여성들 말고 일반여성들에게도 있지 않나 연구 중이다.

아직 이러한 유전자의 역할에 대하여 잘 알려져 있지는 않지만, 이것이 유방조직을 과잉자극하여 세포의 성장을 촉진함으로써 정상적인 유방세포를 암세포로 변화하도록 만들지 않나 여겨지고 있다. 여기에서 이러한 근본적인 원인에 대한 수수께끼가 풀린다면, 치료방법에도 유전공학적으로 해결하는 단서가 제공될 수 있을 것이다.

또 다른 고위험인자로 들 수 있는 것은 이전에 한 쪽 유방 또는 다른 신체부위 자궁, 난소, 대장 및 타액선에 암을 앓았을 경우를 들 수 있다. 그리고 나이든 여성이 섬유낭성 질환, 만성낭종성 유방염, 유방이형성증 또는 유선증이라 불리우는 양성질환을 가지고 있는 경우에도 유방암에 걸릴 위험이 높은 것으로 알려져있으나, 다행히도 최근 연구결과에는 약 4%의 위험률이 있다고 보고되고 있으며, 일부 유방종양이 자라면서 비정형적인 세포변화를 보이는 경우에만 해당되는 것으로 알려지고 있다.

■■ 호르몬

지금까지의 지식만 가지고 유방암의 위험 요소들을 중요한 순서에 따라 나열한다는 것은 여러요소들이 복합적으로 작용하는 상황으로 여겨지므로 너무 무리일지 모르나 호르몬이 가장 중요한 인자로 작용할 가능성에는 이의가 없을 것같다. 앞에서 주로 내인성內因性 -난소같은 신체내부의 내분비기관에서 만들어진 호르몬의 작용에 대하여 기술하였는데 만일 이들의 역할이 중요하다면 외인성外因性 -외부에서 투여하는 호르몬의 역할도 고려하여야 할 것이다.

이러한 외인성 호르몬은 피임약으로, 또는 폐경기증상의 완화를 위해 호르몬대치요법으로 투여하는 에스트로겐, 그리고 유산방지나 젖을 말리기 위해 또는 유산유도를 위해 사용되는 데 이들과 유방암과의 관계도 주목해야 한다. 에스트로겐 그 자체는 합성에 의해 만들어졌거나 자연산이거나간에 암의 원인은 아니지만 너무 과량 또는 다른 요소와 복합되어 암세포의 성장에 필요한 환경을 만드는 것으로 간주된다.

■■ 폐경기 이전-피임약

피임약은 1960년대 초에 요즈음과는 비교할 수 없을 만큼 소홀한 실험과정을 거친 후 임상에 사용되기 시작하였다. 이 약이 일반에게 사용되자마자 이 약이 여성들에게는 자유분방한 성생활을 즐기게 해주었으나, 사용이 간편하다는 장점에도 불구하고 몇몇 사려 깊은 의사들은 피임약의 부작용들에 주목하기 시작하였다.

즉 혈전피가 뭉쳐 혈관이 막히는 병, 뇌졸중, 정맥류다리에 핏줄이 튀어나오는 병 그리고 기타 다른 혈관질환들이 피임약 사용 후에 증가한다는 사실이 알려지기 시작하고 실제로 편두통, 우울증, 월경 전 긴장의 악화, 체중 증가, 성욕 감퇴, 피부 색소 침착 그리고 알레르기 같은 부작용이 있을 수 있는 데도 피임할 수 있다는 장점 때문에 의사들은 이러한 부작용들을 신경성으로 몰아버리거나 대수롭지 않게 무시하곤 하였다.

과연 피임약이 결국 늙어서 암에 걸릴 사람을 단지 시간을 앞당

겨 보다 젊은 나이에 걸리도록 촉진작용만 하는 것인지, 또는 진짜 암발생의 위험을 높이는 것인지는 결국 폐경기가 지나기까지 이들 젊은 여성들을 관찰해야 결론을 얻을 수 있을 것이다.

저용량의 에스트로겐 피임약을 복용했을 때나 또는 프로게스테론 단독성분의 피임약 사용시 위험률의 감소가 때때로 보고되기도 한다. 현재 의사들이 의문을 품고있는 부분은 피임약으로 말미암아 젊은 여성들만이 유방암이 위험에 노출되는 것인지, 아니면 나이가 들어가도 계속 영향을 미치는 것인지 아주 우려되는 상황이다.

그러면 우리가 무엇을 고려하고 무엇을 하여야 할 것인가? 1983년 피임약과 유방암, 자궁암사이의 관계에 관한 두 가지 혼란스러운 논문을 발표한 란셋지는 "피임약이 건강에 미치는 잔여해독과 장기부작용을 심각히 고려하여야 하며 합리적인 토론이 이루어져야 할 것이다. 단기적인 연구에서 나온 우려 때문에 이러한 장기해독에 대한 연구를 단념해서는 안된다." 라고 결론을 내리고 있어 다수의 연구가 진행되어 왔다. 유방암과의 관계는 다소 유방암의 위험을 높인다는 보고서가 있었지만 경구피임제가 체내 호르몬 농도에 큰 영향을 주지 않아 유방암의 발생위험을 증가시키지는 않는다는 결론이다.

그럼에도 불구하고 피임약이 사생아출산 같은 바라지 않는 임신을 막아준다는 장점 때문에 의학계에서는 피임약의 부작용을 무시하려는 경향이 팽배해 왔다. 그러나 피임약의 소비자는 여성들이므로 여성자신들을 위해 피임약의 장단점 양면을 항상 인식하고 있어야 할 것이다. 설사 그 부작용이 경미한 것으로 밝혀진다 할지라도 우리는 부작용이 있다는 사실은 알아야 하고 우리 스스로 피임약을 계속 사용할 것인지 아니면 다른 방법을 이용할 것인지 결정해야 할 것이다. 우리의 건강을 다른 사람 아닌 우리가 지켜야함은 당연한 일인 것이다.

유방암이 호르몬과 관계가 있는 암이라는 사실의 신빙성이 농후한 상황하에서는, 피임약이 완전히 유방암과 관계가 없다는 사실이 밝혀지지 않는 한 계속 의심 속에서 논란이 있을 것이라고 믿어진다. 아직도 미해결의 문제들이 산적해 있음도 사실이다.

■■ 폐경기와 그 이후-호르몬대치투여요법

이제까지 50대의 여성을 대상으로 폐경기증상 완화를 위한 호르몬대치투여요법 신체외부에서 여성호르몬을 투여하여 인공적인 월경상태를 만들어 폐경기증상을 완화시키는 치료과 유방암과의 관계에 관한 연구가 관심을 끌어 왔다.

미국에서는 여성들이 여러 해 동안 여성스러움을 영원히 유지하고픈 욕구에서 폐경기증상 치료를 위해 에스트로겐을 흔히 복용하는 데 호르몬대치투여요법 이로 말미암아 자궁내막암이 많이 발생하는 것으로 알려져있다. 그러나 유방암과의 관계는 5년 이상 에스트로겐을 복용한 여성에게서 양성 유방질환이 의미있게 증가한다는 사실이 먼저 알려진 다음 최근 미국에서의 여성건강연구WHI는 에스트로겐과 프로게스테론을 복합하여 장기간 사용했을때 유방암의 위험이 현저히 증가한다는 결과가 발표되었다. 이러한 결과의 발표후에 여성들이 호르몬 대치요법에 많은 혼란을 느끼게 되었다. 최근 미국에서는 유방암의 발생율이 약간 감소추세를 보이는데 주요 원인으로 호르몬 대치요법을 받는 여성의 감소를 들고 있다.

호르몬대치투여요법이 얼굴의 홍조나 화끈거림, 발한 또는 성기의 건조같은 괴로운 폐경기증상의 완화를 위해 효과가 있음은 의문의 여지가 없다. 또한 폐경기 초기부터 계속 충분히 호르몬제를 복용하였다면 골다공증_{뼈가 약해지는병}을 예방하는 데 효과가 있다. 그리고 심장병의 예방에도 효과가 있을 수 있다. 그러나 이러한 호르몬 요법이 마치 영원한 젊음과 아름다움을 보장할 수 있는 마술인양 오해하거나 건강을 보존하는, 만병을 예방하는 예방법으로 오해하지는 말아야할 것이다. 따라서 경구피임약과 마찬가지로 호르몬요법의 용량에 여러 가지 다른 용법이 있을 수 있고 개인차를 고려하여 전문의에 의해 주의깊게 처방을 받아야 한다.

일반적으로 약 20~30%의 여성은 굳이 호르몬대치투여요법을 하지 않는다하더라도 별 증상없이 폐경기를 지나갈 수 있다. 따라서 폐경증상이 심하지 않으면 호르몬 대치요법은 필요치 않고 대치요법을 하더라도 비교적 단기간_{5년정도} 사용함이 바람직하다. 또한 유방암이나 난소, 자궁내막암환자의 경우에는 이러한 호르몬대치요법은 금기사항으로 되어 있고 유방암이 가족력에 있다거나 양성유방질환을 가지고 있는 경우에도 주의깊게 사용해야 할 것이다.

■ 방사선

과량의 방사선을 쪼이면 암을 발생시킬 수 있다는 사실은 잘 알려져 있다. 유방암과 방사선의 관계는 논란의 여지가 없고 이에 대한 증거는 세 가지 사실로부터 발견되었다.

첫 번째 사실은 히로시마 원폭투하후 10년 내지 15년 뒤에 당시 14세부터 19세 사이의 일본여성들의 유방암 발생이 다른 지역 일본인들의 유방암 발생빈도가 낮은 데 비해 아이러니컬하게 높은 발생빈도를 보인 점이다. 또 다른 두 가지 사실은 과거 방사선의 부작용을 잘 몰랐던 시절에 결핵이나 만성유방염의 치료로 다량의 X광선을 쪼인 경우에 유방암이 많이 발생했다는 사실이다. 그러나 위와 같은 사실로 인해 현재로서 유방암의 조기검진과 진단방법으로 가장 유용한 방법인 유방X선 촬영술(맘모그라피)을 기피할 이유는 없다.

왜냐 하면 최신의 유방촬영술은 최대한도로 방사선량을 줄인 결과이기 때문이다. 또한 외과 수술의 대용요법으로 또는 보조요법으로 이용되는 방사선 치료를 두려워할 필요는 없다. 현재의 방사선 치료는 아주 세밀하게 조절되고 또 관리하고 있기 때문에 이로 인한 암 발생을 우려할 필요는 없는 것이다.

■ 다른 가능성들―성격

일찍이 사람들은 암이 심리상태와 연관되지 않나 의심해 왔다. 고대 희랍시대 의사였던 갈렌은 여자들의 성격을 우울형과 다혈질형으로 나누었다.

우울형은 담즙이 많아서 그렇게 되는 것으로 알려졌으며 이러한 우울형이 유방암에 잘 걸리는 것으로 분류되어졌다. 보다 자세히 설명하면 그는 규칙적인 생리가 여성을 건강하게 만든다고 믿었고 대부분의 유방종양은 폐경기후에 발생한다고 믿었다.

암에 잘 걸리는 성격이C 타입 있을 수 있다는 생각은 심장마비가 잘 오는 성격인 투쟁적이고 경쟁적인 성격A타입에 비견할 수 있다 하겠으나 현재까지 믿을만한 증거는 없다. 그러나 영국 킹스 컬리지 병원의 티나 모리스박사와 스테픈 그리어박사가 보고한 바에 의하면 어떤 특정 성격 소유자가 특히 유방암에 잘 걸리는 경향을 보일 수 있다고 했다.

그들은 1973년과 1974년 사이에 유방종양으로 조직검사를 위해 입원한 160명 환자들의 성격분석을 위해 질문지를 주어 답을 받고, 남편이나 가까운 친척으로 하여금 검토해 보도록 하였다. 이 중 69명은 유방암이었고 나머지는 양성 종양이었는데 스트레스, 우울증, 내성적인 성격이들 성격이 암과 관련되지 않나 하는 의심이 많았으나은 별관계가 없었고 소위 '정서의 비정상적인 표현'을 하는 여성들이 유방암에 많이 걸려있다는 결과를 보여주었다.

즉, 이러한 성격은 주로 자신의 감정을 억제하는 경향의 성격을 말한다. 대부분의 유방암환자들이 말하기를 평생동안 한두 차례밖에 화를 내본적 없다거나 일부는 결코 한번도 크게 화를 내본 적이 없다고 말했다. 보다 소수의 여성환자들은 감정 표현에 있어서 정신의학적으로 정상적이었다고 보고했다. 이러한 소견은 사우스앰톤대학의 제니퍼 휴그 박사가 폐암과 유방암 환자를 대상으로 한 연구에서도 나타났다. 그녀는 또한 양성유방질환을 가진 환자들은 독단적이고 공격적인 성격을 가지고 있다고 주장했다. 그녀는 전형적인 암 환자의 성격을 안정적이고, 과묵하고, 즐겁고, 비감정적인_{조금 억제적}_{인 성격} 즉 쉽게 자기의 고민에 대해 말을 안하려 하고 참을성 있는 그러한 성격이라고 정리했다.

그러나 이러한 암에 잘 걸리는 성격에 관한 학설을 일반사람들이 너무 심각하게 여겨 자기 스스로를 암에 잘 걸릴 수 있다고 오판한다면 이는 불행한 일이다. 재삼 고려하기 바란다. 우리 주위에 이러한 성격이 아닌 사람들도 암에 걸려 있는 예를 무수히 볼 수 있는 것으로 보아 아마도 성격자체가 암을 일으키는 것은 아니고, 어떤 신체적 조건과 연관된 성격이 암에 걸릴 소인으로 작용할 수 있다고 생각하는 것이 좋을 것 같다.

그리고 최근 덴마크에서 1928년부터 1958년 사이에 태어난 스웨덴 쌍둥이 2만여명을 상대로 한 연구에서 외향적인 성격이나 신경질적인 성격이 암에 잘 걸린다는 가설은 입증할 수 없었으며 네델란드에서 진행된 유방암 연구에서도 성격과 유방암의 발병은 무관하다고 발표하고 있다.

■■ 다른 가능성들―스트레스

심한 스트레스 또는 배우자나 자식의 사망, 실직 같은 극도의 상실감과 유방암의 발생과를 연관지어 보려는 연구가 여러 번 시도되었었다. 그러나 학자들은 이러한 연구결과가 결론을 얻기에는 본질적으로 어려운 관계라여겨 흥미있는 가정 이상으로 간주하지는 않고 있다. 분석이 어려운 이유로는 각종 암은 각기 다른 하나 이상의 원인을 가지고 있고, 암을 발생시키는 요소와 암을 자라게 하는 요인이 다르기 때문이다. 게다가 오랜 잠복기간을 가지는 암의 성질 때문에 그것이 발생하기 시작하는 때를 꼭 집어내기가 불가능한 것도 이유로 작용한다. 어쨌든 배우자와의 사별이나 이혼같은 정신적 상처가 우리 신체의 호르몬이나 면역계통에 영향을 미친다는 실험적 자료는 많이 있다. 또 사람마다 스트레스에 반응하는 능력이 다르므로 질병에 대한 감수성도 다를 가능성이 많다.

그러므로 아마도 스트레스는 그 자체로 암이 발생하는 암의 직접 원인보다 유발인자로 작용할 수 있다고 생각하는 것이 옳을 것 같다.

■ 기타—전자파, 유방확대 실리콘 등

전자파는 멜라토닌의 분비에 영향을 미쳐 유방암을 증가시키지 않나하는 의심이 있지만 확실한 자료는 없다. 멜라토닌은 뇌의 송과선에서 분비되는데 수치가 낮으면 폐경기이후 유방암의 발생 위험이 증가한다는 이론이 있어 야간 근무자가 전기불빛에 장기간 노출되면 멜라토닌이 감소하게 되어 유방암에 보다 잘 걸릴 수 있지 않나하는 학설도 있지만 확실치는 않다.

또한 유방확대같은 유방성형에 쓰이는 의료형 실리콘을 삽입한 여성이 특별히 유방암에 많이 걸린다는 통계 또한 없어서 실리콘이 유방암을 일으킬 가능성은 희박하다고 알려져 있다. 그러나 유방암의 진단에는 실리콘 삽입이 부위에 따라서 혼란 또는 지연을 줄 수는 있다.

　　이상과 같이 유방암을 일으킬 수 있는 유발요인들에 대해 알아본 바대로 어떤 결정적인 요인 X가 유방암을 일으키는가에 대하여는 아직 더 기다려보아야 되므로, 쓸 데 없이 잘못된 속설을 믿고 유방암에 대한 공포를 가질 필요는 없을 것이다. 유방을 맞았다든가 외상을 입은 것은 유방암과는 무관한 것이고 전염성도 아니며 더더욱이나 불결함에서 오는 것도 아니며 어머니의 형질이 일부 딸에게 유전되는 것말고는 엄밀히 따지면 유전성이라 할 수도 없다. 그러나 우리가 유방암에 대해 너무 모른다고 자포자기할 필요는 없다.

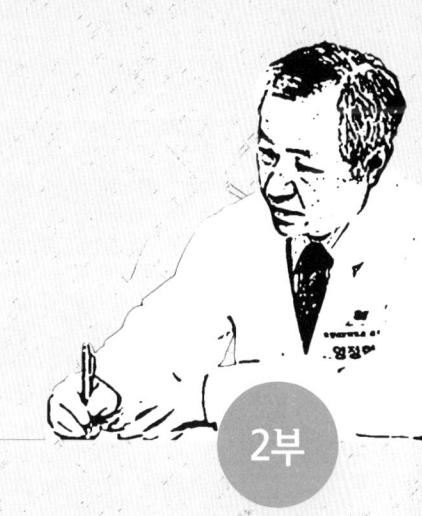

2부

일찍 발견할수록 완치가능성이 높다

유방암을 조기발견하려면

유방암은 아직까지는 예방이 가능하지 않다. 의사들이 그동안 원인에 대하여 많은 해답을 얻었다하더라도 근본적인 해결책은 아직 쉽게 나오고 있지 않다. 따라서 현재 유방암의 치료율을 높이기 위해서는 오직 두 가지 방법만이 있다.

첫째는 조기발견이고 둘째는 보다 나은 치료방법의 개발이다. 조기발견은 암이 작을수록 덜 퍼져있을 가능성이 많고 따라서 완치 가능성도 높기 때문에 그 중요성이 강조된다. 또한 조기발견시에 보다 덜 파괴적인 수술이 가능하다. 그러나 종양의 크기가 진단을 하는데 의사에게 도움이 되지만 곧 바로 예후를 의미하지는 않는다.
왜냐하면 유방암에는 20가지 이상의 병리조직학적 형태가 있고, 어떤 형태의 암은 다른 종류보다 더 예후가 불량하기 때문이다. 그냥 쉽게 표현하면 빨리 자라는 암이 빨리 퍼지는 법이다. 암의 종류와 퍼진 정도는 치료방법을 결정하는 의사에게 영향을 준다.
치료방법은 다양하고, 이러한 치료방법들을 혼합하는 방법도 다양하며, 아무 치료를 안한다해도 어떤 경우에 있어서는 완치에 가까운 성과를 올릴 수도 있어 확실히 낙관론을 펼 수 있는 근거가 되고 있다. 어떤 치료방법들은 장기 생존과 암치료 후 무병기간_{암을 제거한 후 재발시까지 무증상으로 있는 기간}에 근거하여 산출해보면 성과가 있는 것처럼 보인다. 이러한 치료의 장기효과들은 유방암환자들에게 과거보다 추형이 적으며, 덜 미운 수술을 시술할 수 있게끔 유도해준다.

조기발견 방법

과연 얼마나 빨라야 조기발견인가? 이 문제는 아직도 암전문의들을 당황하게 만들고 있다. 암세포는 배수로 성장한다.

즉, 하나의 세포는 두 개로 자라고 다음 네 개, 여덟 개, 열여섯 개 이런식으로 자란다. 어떤 암세포는 빨리 자라서 수 일만에 두 배로 자라고 다른 암세포는 일 년 또는 그 이상도 걸린다. 이러한 배수로 자라는 데 걸리는 시간은 측정이 가능하여 대략 평균 1개월에서 5개월 사이인 것 같다. 어쨌든 모든 종양이 공통적이라 할 수 없겠지만 일반적으로 말해 크기가 작은 암일수록 초기이고 큰 암일수록 진행되었다 할 수 있다. 그러나 유방 X선촬영상 조금의 이상이 있어 조기라고 생각하여 수술해본 결과 이미 진행되어 있는 경우, 다시 말하면 암이 림프절에 퍼져있는 경우도 가끔 볼 수 있다. 유방촬영으로 알아낼 수 있는 작은 종양은 직경이 2-3mm 정도이고 환자나 의사가 느낄 수 있는, 만질 수 있는 가장 작은 경우는 약 1cm 내외이다. 또한 여성이 스스로 진찰하여_{유방자가진찰법} 발견한 유방암의 평균 크기는 2~3cm로 보고되고 있다.

종양의 크기가 1cm인 경우를 1g약 10억 세포, 30배수으로 환산해보면 종양세포가 하나 생기고 나서 잠복기가 약 3년에서 8년 걸린다고 생각할 수 있으니 조기에 암을 발견했다 하더라도 이미 암은 생긴지 수 년이나 지났다는 이야기가 되어 문제가 있는 것만은 분명하다 하겠다. 그러나 이러한 설명은 진짜 조기에 유방암을 발견할 수 없다는 의미보다도, 말뜻 그대로 항상 조기에 유방암을 발견할 수 있지는 않다는 의미이다.

우리가 유방암을 예방할 수 있는 방법을 알 수 있을 때까지는 가능한 한 조기에 발견하고 빨리 적절한 치료를 서두르는 것이 현재로서는 최선의 주방어선이다. 그렇다면 조기발견을 할 수 있는 방법으로는 어떠한 것들이 있나?

여기에는 세 가지 방법이 있는데 두 가지는 진찰과 유방촬영으로, 환자가 증상을 느낀 후에 유방암 검진을 위해 의사의 진단을 의뢰함으로써 가능하고, 나머지 하나는 스스로 진단하는 소위 유방자가 진단법Breast Self Examination, BSE을 들 수 있다. 유방촬영법은 X선을 이용한 최신의 진단기술로서 만져지지 않는 암도 찾아낼 수 있는 방법이다. 그러나 전통적인 진찰법주도면밀한 촉진—만져서 진찰하는 것과 눈으로 보아 진찰하는 것을 능가할 수는 없다.

왜냐 하면 유방진찰은 경험이 풍부하고 숙련된 전문의에 의해 행해지면 필수적인 진단법이 되기 때문이다. 따라서 요즈음 유방진찰은 유방촬영전에 전주곡으로 행해지는데 때로는 유방촬영으로 나타나지 않는 종양을 집어내기도 한다. BSE는 의사대신 여성자신이 손으로 진찰하는 방법을 말한다.

자신의 유방을 잘 알자!

비록 유방자가진찰법인 BSE의 우선 진찰자가 비의료인인 여성자신에 의하여 행해지므로 의학적인 조기검진이나 진단을 대신할 수는 없는 분명한 한계가 있지만, 특히 교육이 잘된 여성들에게는 유방암의 조기진단을 위해서 매우 유용한 차선책이 될 수 있는 장점을 가지고 있다. 우선 BSE는 침대에서, 프라이버시를 지키면서, 편리한 시간에 여성 스스로 자신을 위해 무언가 능동적으로 할 수 있다는 장점이 있다. 다시 말해 BSE는 글자 뜻 그대로 자신의 손으로 자신을 진찰하는 방법이니까 자존심과 도덕성면에서도 정신심리상 유익하다. 우리는 그저 우리 자신의 건강을 의사나 진단기구에 의존할 수만은 없다. 가능한 한 우리는 우리 몸에 스스로 책임을 져야하고 예방방법을 보다 많이 알면 알수록, 실행하면 할수록, 필요할 때 중요한 결정을 보다 잘 내릴 수 있을 것이다.

BSE의 가장 큰 장점은 여성에게 월경시의 습관적 부종이나 압통 같은 증상을 포함하여 정상일 때 자기 유방의 모양과 촉감을 익숙하게 만든다는 점이다. 다른 말로 표현하면 이 자가진찰법은 일반적으로 여성들이 가질 수 있는 신체의 이상을 노출하는 데 대한 망설임을 극복하는 데 도움이 되고 그럼으로써 스스로 발견한 이상을 스스럼

없이 의사와 상의할 수 있어 큰 도움이 된다는 점이다. 의사와 환자간의 거리낌없고 다정한 대화는 상호 신뢰를 위해 필수적이고 신뢰가 없이는 질병의 치료가 쉽지 않다. 소녀시절에는 유방의 발육에 예민하게 관심을 기울이고 아마도 거울 앞에서 오랜시간 유방을 들여다 보며 불필요하게 고민을 만들어 할지 모른다.

즉 유방의 크기나 모양이 잘못 되거나 너무 튀어나와 운동에 방해될까봐, 또는 남자 아이들이 자기 젖가슴만 쳐다보는 것 같은 고민을 말이다. 그들이 이러한 고민을 즐겨하든, 두려워하든 이 나이의 소녀들은 그들이 이제 어쩔 수 없이 성숙한 여인으로 되어간다는 신호로 받아들이고 있을 것이다. 이러한 소녀시절의 신체변화에 대한 예민함은 점점 나이가 들어감에 따라 흥미롭게도 숨어들거나 부정적인 감정으로 변화한다.

이러한 현상은 특히 여성들이 능동적인 성적활동이 끝났다고 생각하는 시기인 폐경기 때에 나타난다. 나이든 많은 여성들은 자신의 유방을 들여다 보는 것조차 싫어하고 무관심하려 한다.

만일 당신이 이러한 심정이라면 부끄러워할 필요가 없다. 우리는 신체보다도 심리적인 면에서 모두 같지 않기 때문이다. 어떤 사람들은 선천적으로 그들의 신체에 대해 조심스럽거나 교육에 의해 후천적으로 엄격할 수 있는 것이다. 어쨌든 자신의 건강을 위해 이러한 감정들을 극복하는 것은 중요하다.

유방자가진단법은 이러한 감정들을 극복시키는 데도 일조가 될 것이다. 그럼에도 불구하고 왜 많은 여성들이 유방자가진단법을 중단하는가에는 또 다른 이유가 있다.

그들이 혹이나 분비물같은 유방의 이상상태를 몰라서가 아니고, 반대로 너무 잘 알고 있어 의사가 무어라 말할지 지레 짐작하여, 암이라는 대답을 듣기 원하지 않고 있기 때문이다.

대부분의 여성의 경우에 유방에 혹이 만져지면 자연히 암을 연상하고 유방을 잃게 되어 죽게 된다고 겁을 내게 된다. 이러한 부정적인 생각은 심지어 의사들까지도 일부 전염이 되어 있으므로 많은 여성들로 하여금 유방자가진단이라는 조기진단의 기회를 상실하게끔 만든다. 그러나 이러한 있음직한 공포를 줄일 수 있는 긍정적인 사실들이 있다.

그 중 하나는 10개의 유방에 나타나는 혹종양, 멍울 중 9개는 악성 종양이 아닌 양성 종양, 즉 다시 말해 암이 아니라는 사실이다. 만일 당신이 30세 이하라면 양성일 가능성은 더욱 높아진다. 좌우지간 나이가 어떠하든 어떠한 신체의 이상이라도 항상 편안한 마음으로 의사와 상의할 일이다. 또 하나의 사실은 보다 빨리 혹을 발견하여 진찰을 빨리 받으면 받을수록 완치될 확률은 높아진다는 것이다.

게다가 일찍 발견된 유방암은 늦게 발견되어 유방절제술을 하게 되거나 수술조차도 할 수 없는 상태보다 소수술로 훨씬 덜 밉게 보이는 수술을 받을 수 있다. 수술이 불가능할만큼 진행된 상태로 처음 병원을 찾는 여성들은 대부분 나이들고 독신인데, 이 연령에 제일 유방암이 많기도 하고 의사를 빨리 못찾을 형편일 것으로 이해는

가지만, 만일 조기에 진단이 되었다면 충분히 합리적으로 보존적 치료를 받을 수 있었을 것을 생각하면 안타깝다. 만일 당신 주변에 이렇게 건강에 대해 미련한 태도를 가진 어머니나 숙모, 그리고 노인이 있다면 정기적인 유방자가진단법의 가치를 설명하여 주기 바란다.

그들에게 자가진단법을 어떻게 하나 보여주어 좋은 샘플로 삼아 보라. 많은 여성들은 별 이상 없이도 멍울진 유방을 가지고 있다. 혹자는 이러저러한 양성질환으로 매달 일정한 때, 보통 생리전에 통증과 부종을 느끼는, 즉 생리주기에 따라 변화하는 증상을 가지고 있다. 그리고 유방이 꼭 양측이 같아야만 정상인 것은 아니다.

예를 들면 한 쪽이 다른 쪽보다 더 크거나 처져있을 수도 있다. 또한 나이가 들어감에 따라 유방도 내부적으로 변화한다. 젊었을 때는 아기에게 젖을 빨리기 좋게 유선이 발달된 탄력있는 형태에서, 점점 나이 들수록 유선이 줄어들고 지방이 늘어가 폐경기후에는 지방이 대부분을 차지하고, 결국 노년에는 지방마저 줄어들어 유방은 쪼그라들며 위축된다. 유방자가진단에 익숙한 여성들은 이러한 정상적인 변화에 대하여 잘 알고 있어 놀라지 않고 또한 비정상적인 변화를 금새 알아차릴 수 있다. 이 점이 또한 유방자가진단의 중요한 장점이다.

스스로 자기 유방에 익숙해 있는 여성은 어떤 나쁜 변화가 있을 때 만져지기 이전이라도 본능적으로 느낄 수 있다. 일 년에 대략 2,000명의 유방환자를 진찰하는 어느 경험있는 외과의사에 의하면 유방자가진단법에 익숙한 여성환자의 경우에 의사가 얼른 만져내지 못하는 혹을 환자 스스로 정확히 집어낼 때가 있다고 한다.

결국 그 환자는 유방을 항상 염두에 두고 생활하고 있으므로 어떤 조그마한 변화도 제일 먼저 알아차릴 수 있다는 이야기이다.

유방자가진단법

비록 유방암의 70~90%가 멍울보통 통증이 없는 혹로 나타나지만 다른 나쁜 징후도 항상 염두에 두고 있어야 하며 근본적으로 월경주기와 다른 비정상적인 변화는 당신 스스로 알아차려야 한다. 아마도 당신은 이러한 변화를 모두 알고 있다 생각할지 모르나 당신의 화장대의 거울 귀퉁이에 다음 사항들을 써 붙이는 것이 좋을 것이다.

- 유방
  - 모양의 변화좌우 양쪽이 비대칭
  - 크기의 변화보통 더 커지지만 때로는 위축될 수도 있고 보다 딱딱해짐
  - 피부의 변화-발진, 주름 또는 함몰푹 꺼짐
  - 정맥의 확장
  - 멍울 또는 비후유방 내부
  - 월경전의 압통과는 다른 계속적으로 통증이 있는 부위

- 유두
  - 분비물피가 섞인 분비물

— 함몰최근 들어 젖꼭지가 속으로 기어 들어감
— 유두나 유두륜의 발진
— 유두 밑이나 주위 멍울 또는 비후
— 피부결의 변화비늘이 생기거나 습진

■■ 팔—상완의 부종
겨드랑이 또는 유방상부의 부종림프절의 종창

유방자가진단은 한 번 배우면 어렵지도 복잡하지도 않다. 그러나 진정 이 방법을 당신의 것으로 만들기 위해서는 다음 세 가지 조건이 필수적이다. 즉 규칙성, 이완성 그리고 반복성이다.

먼저 규칙성은 한달 중 어느 한날을 잡아 항상 매달 그 날짜에 무슨 일이 있더라도 꼭 유방자가진단을 함을 의미한다. 폐경기이전 여성은 월경이 끝나는 직후 유방이 가장 부드럽고, 멍울이 가장 적을 때 하는 것이 좋고, 폐경기후 여성은 한달 중 초하루나 말일같이 일정하게 기억하기 쉬운 날을 잡아 실행한다. 이완성은 아늑하면서 남을 의식하지 않는 분위기에서 유방자가진단을 집중력있게, 주의깊게 또 서두르지 않고 하는것을 말한다. 이 방법이 숙달되지 않은 초심자는 목욕탕에서 배우는 것이 좋은 방법이다.
왜냐 하면 목욕을 하기 위해서는 신체 구석구석에 손이 가야하기 때문이다. 유방위로 손이 갈 때 비눗물이 묻은 맨손으로 유방위와 아래를 천천히 원을 그리며 만져간다. 이 방법이 덜 긴장되고 편하게 진찰하는 방법이다. 이 과정은 5분 내지 10분 정도 걸리므로 중간에 방해받으면 일부 진찰이 잊혀질 수 있으므로 집안에서 할 때는 문을 닫아 걸고 하는것이 좋다. 반복성은 매번 같은 순서로, 같은 방법으로 자가진단함을 의미한다. 자! 그럼 방법으로 들어가 보자.

■■ 살펴보기—시진

① 우선 허리까지 옷을 벗고 잘 보이는 조명하에 거울 앞에 앉거나 선다. 이때 팔은 힘을 주지 말고 자연스레 내려뜨린다. 그리고 주의깊게 유방의 크기나 모양이 좌우가 어떻게 다른지를 살펴본다. 자기의 유방이나 유두가 평소 원래 비대칭인 것은 비정상이 아니나 이러한 사실을 꼭 기억하고 있어야 한다. 왜냐 하면 다음 번이나 매번 자가진단을 할 때 확실하게 이상 유무를 알 수 있기 때문이다.

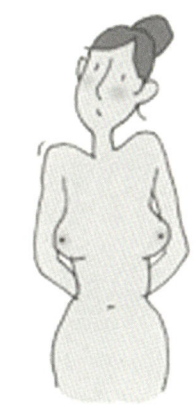

② 양팔을 머리위로 천천히 올리면서 유방을 관찰하라. 팔을 머리위에 두고 손을 깍지 껴 앞쪽으로 당기면서 주의깊게 거울을 보며, 유방의 윤곽에 이상이 있는지를 살펴보라. 그리고 유두를 내려다보아 위치나 모양에 이상이 있는지 살펴본다.

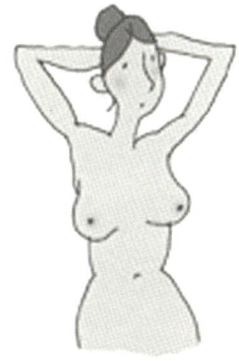

③ 손을 깍지 낀 채 팔을 천천히 앞으로 내려 어깨정도 위치에 두고 유두의 움직임을 보아 다시 이상 유무를 살펴본다.

④ 양손을 허리에 두고 가슴근육이 펴지도록 힘을 주어 하내측으로 누르면서 유방의 피부결이 주름지거나 함몰이 있는지를 살핀다. 그리고는 앞쪽으로 기대어 유방을 가슴에서 늘어뜨려 유방이나 유두의 이상을 확인해본다.

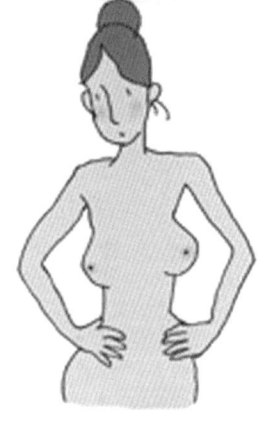

⑤ 유방의 하부에 발적이나 다른 이상이 있는지 주의깊게 살펴본다.

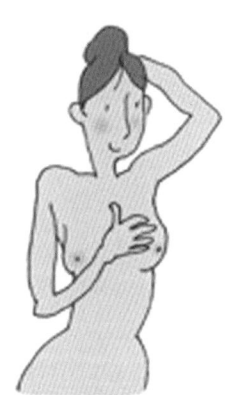

⑥ 브래지어의 안쪽에 피, 젖 또는 다른 분비물이 묻어있나 살펴본다.

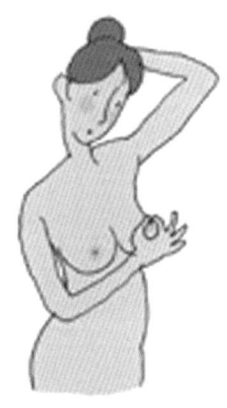

■■ 느껴보기─촉진

침대에 편하게 누워 머리밑에 얕은 베개를 베고 겹친 타월을 진찰하려는 쪽 어깨에 받친다. 왼쪽 유방은 오른손으로, 오른쪽 유방은 왼손으로 교대로 진찰한다.

① 왼쪽 유방 : 왼팔을 머리 밑에 두고 오른손으로 손가락을 편 채 모아, 손가락 끝 안쪽으로 유방을 동심원을 그리며 만져간다. 우선 유두주위 가운데에서부터 시작하여 힘을 약하게 주며 부드럽게 바깥쪽, 아래, 안, 위쪽, 즉 시계방향으로 이동해간다. 계속 나사모양으로 누르면서 전체 유방을 다만졌다 여겨질 때까지 최소 2번 이상 반복한다.

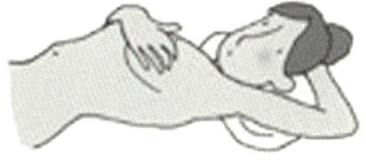 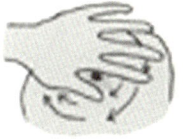

② 손가락을 편 채 쇄골 위와 가슴 한가운데까지 만져간다.

③ 왼쪽 팔을 펴서 내려뜨린 채 누워 오른손으로 왼쪽 유방의 측면을 원을 그리며 만져 겨드랑이까지 만진다.

④ 오른쪽 유방 : 우측 어깨 밑에 타월을 놓고 왼쪽 손으로 오른쪽도 똑같은 방식으로 만져본다.

욕조 안에서 또는 샤워하는 동안 비누 묻은 손으로 이 방법을 할 수도 있다. 이 방법을 두세 번 해보면 왜 당신이 불안하게 생각했나 웃음이 나올지도 모른다. 이때 너무 정확히 하려고 강박관념에 사로잡힐 필요는 없다. 보다 중요한 것은 아무것도 안하는 것보다 무언가 하는 것이 중요하다는 것이다. 처음은 어색할지 모르지만 반복하면 할수록 능숙해질 것이다.

이러한 자가진단법에 대한 계몽책자나 비디오필름이 많이 있다. 이런 것들을 이용하여 숙지해보는 것도 도움이 된다. 절대적으로 한 달에 한 번 이상 자가진단을 할 필요는 없다.

이 달에 한 번 자가진단을 하여 이상이 없었다면 다음 달 체크할 때까지 유방에 대해서는 깡그리 잊어도 된다. 그러나 만일 무언가 이상이 발견되었다면 어찌할 것인가? 지체없이 의사에게 달려가라.

의사가 진찰할 때까지 혹을 누르거나 유두를 짜지 말아라. 그것이 무엇이든 그대로 두고 다음 사실을 명심하라. 10개의 혹 중 9개는 암이 아닌 양성이라는 것을…

유방에 혹이 만져지는 데

빨리 서두르세요!

조기검진을 받기 이전에는 유방의 혹 중 95%가 여성자신이나 남편에 의해 발견되었다. 비교적 조기검진이 전국민에게 확대되어있는 영국이나 스웨덴 등지에서도 대부분의 혹이나 다른 유방증상이 여성자신에 의해 발견되고 있다.

여성의 80%는 유방에 혹이 만져질 때 의사를 찾아가야 한다고 알고 있으나, 다른 유방증상에 대해서는 의사의 진찰이 왜 필요한 것인지를 대부분 잘 모르고 있다. 그리고 25%의 여성들은 유방에 이상이 있을 때 3개월 이상 지체되어 병원을 찾는다. 그러면 여성들이 이렇게 지체하는 이유가 무엇일까?

이 연구결과에 대해 여성들의 완전한 무지 때문이라는 결론을 내릴 수는 없다. 영국의 사우스앰튼병원의 연구결과에 의하면 나이 많은 여성들이 젊은 여성보다 더 오래 지체되고, 양성으로 판명된 경우가 최종적으로 암으로 밝혀진 경우보다 빨리 병원을 찾는다는 결론이었다.

이 연구결과로 미루어 우선 젊은 여성들이 조기진단이 중요하다는 사실을 훨씬 잘 알고 있고 두 번째로 보다 더 건강에 관심이 있음을 알수 있다. 암이 확실하다고 추측하고 있는 경우 불길한 예감이 현실로 다가오는 것을 회피하려 함은 인지상정일 것이다. 흥미로우면서 실망을 주는 사실은, 건강에 대한 교육이 빈번함에도 불구하고 과거에 비해 이러한 지체사례는 줄지 않고 있다는 점이다.

유방에 혹이 만져진다 여겨질 때 무엇을 어찌하여야 할 것인가에 대해 명백한 지식을 가지고 있어야함은 새삼 강조할 필요가 없다. 환자들은 자기 병의 조기발견에 어떠한 유익함이 있나를 알아야 빨리 의사를 찾는다. 따라서 두려움이 병원이나 의사를 늦게 찾는 이유가 되기 쉽다. 두려움의 첫번째는 암이라는 확진이 내려질 때 그것이 대부분의 사람에게는 곧 죽음을 의미하며, 두 번째로 유방이 잘려져 나간다는 두려움이 이유가 될 수 있다.

이러한 두려움은 우리 모두 수긍이 가는 이유이나 4명의 환자 중 1명에게서 위험스러운 지연이 일어나는 또 다른 이유는 무엇일까? 나이, 계급, 교육정도, 결혼유무, 통증유무 그리고 다른 원인들이 정신과의사들의 공포의 측정방법으로 거론되지만 뚜렷한 이유로 거론되기에는 거리가 있다. 이러한 공포가 갑자기 시작된 경우, 예를 들어 암이 대상이라면 보통 환자들은 부정으로 그의 반응을 시작할 것이다.

정신과의사의 공포에 대한 측정치가 낮게 나온 내향적인 환자는 아마도 소외감과 자포자기의 감정, 절망감의 엄습 같은 엄청난 정신적 재난을 현실적으로 억누르려 할 것이다. 이러한 부정이 다른 인생의 어려운 곤경에서도 똑같은 반응을 보이리라는 것은 쉽게 짐작되는 일이다. 그리고 이런 경우 제3자의 입장에서 보면 그녀의 이러한 태도가 자제력있는 것으로 보일 수도 있다. 보통 사람들이 눈물과 분노, 그리고 전율 같은 감정으로 대하는 위기상황하에서 이렇게 냉정하고 침착한 태도를 보이는 것은 자기기만적 태도일 수 있다. 내적으로는 심한 동요를 그 자신이 느끼고 있어도 이러한 외적 태도를 충분히 오래 유지하는 경우에는 스스로 아무 걱정거리가 없다고 착각할 수도 있다.

그리하여 그녀가 어느 날 자기 몸에서 혹을 만졌을 경우 곧 스스로 '별 것 아니야.' 또는 '내가 암에 걸릴 리가 없어.' 라고 스스로 자위하며 이러한 생각을 잊어버리려 애쓸 것이다. 많은 이런 환자들은 아마도 이 책같이 암에 관한 책들을 '병적 호기심' 또는 '어쩌면 결코 일어날 수 없는 일을 허풍떠는 것'으로 치부하고 읽기조차 주저할 것이다. 이러한 사태가 사실이 아니기를 바라고, 기우이기를 바라며 유비무환이라는 격언을 다시 강조하고 싶다.

무언가 불유쾌한 일을 회피할 수 있는 '마땅한' 이유로 너무 바쁘다거나 가족휴가를 보내고 나서 또는 아무것도 아닌데 괜히 걱정한다는 이유들을 흔히 둘러댄다. 두려움은 우리 모두를 바보나 겁쟁이로 만들곤 한다. 그리고 우리는 항상 우리 자신이 본능적으로 최선을 다할 수는 없는 노릇이다. 따라서 우리가 암에 대한 공포를 완전히 이해할 수 있다하더라도 이것이 우리의 균형을 깨뜨리거나 몹시 불안한 상태로 몰아넣지 말도록 노력해야 할 것이다.

암공포증은 매우 심각한 증상으로 불안이 증폭되어 자제력을 잃고 모든 것을 앗아가게 한다. 가장 정상적인 신체의 반응마저도, 이러한 환자의 경우에는 불길한 증상으로 받아들여져 불필요한 여러 정밀검사를 받아야 된다.

이 암공포증은 여러 정신적인 문제가 바탕이 될 수 있다. 위와 같이 너무 과도한 불안을 보이는 것도 문제이지만 '될대로 되라'는 식의 숙명론도 똑같이 해로운 일이다. 많은 사람들은 그들이 암에 걸리도록 운명지워 졌다면 그들이 할 수 있는 일은 아무것도 없으며 어떠한 치료도 최종적으로 사망에 이르게 하는 결과를 뒤엎을 수는 없다고 믿고 있다. 이러한 생각은 옳지 않다. 유방암은 치료될 수 있다.

의사에게 어떻게 말할까?

당신이 생각하기에 유방이 조금이라도 이상하다 여겨지면 곧장 의사에게 찾아가라. 의사의 반응이 설사 별 것을 다 걱정한다고 비웃을지라도 절대 주저하지 말라.

대부분의 의사들은 당신이 걱정하는 바를 잘 이해해줄 것이지만 그렇다고 그들이 당신과 같은 텔레파시를 가지고 있다고 기대하지는 말아라. 만일 당신이 무슨 이상이 있는지를 설명해주지 않고, 의사가 경험 없고 노련하지 못하다면 진찰테이블너머 옷속에 가려진 유방의 이상을 못 알아차릴 수도 있다.

외과의사에게 진찰을 받을 때 대부분의 여성환자들은 불안을 인정하지 않으려한다. 만일 의사가 남자라면 환자들은 유방의 혹이나 질출혈 같은, 중요부분을 들어내야 할 증상을 목이 아프다는 등의 다른 신체부위의 사소한 증상으로 표현한다거나 아이의 건강을 입에 올린다. 대부분 경험있는 의사들은 이들의 회피전략을 알아차리고 진찰을 제대로 할 수 있지만 말이다.

당신의 건강에 대해서 일차적인 책임은 당신에게 있으므로 만일 당신을 괴롭히는 건강상의 문제가 있거든 지체말고 병원 문을 두드려라. 그리고 의사에게 직접적이고 정확하게 당신의 고민을 설명하라. 만일 진찰 결과를 들을 자신이 없다면 남편이나 가까운 친척, 친구를 동반하라. 비록 그들이 진찰실에 못 들어간다 할지라도 밖에 그들이 있는 것만도 의지가 될 수 있으니까 말이다.

불행히도 세상에는 당신에게 친절하고 당신의 뜻을 알아차려주는 의사만 있는 것이 아니다. 거의 숨이 넘어갈 지경이어야만 환자를 보아주는 바쁜 의사, 무심한 의사, 매정한 의사도 있을 수 있다. 의사가, 만일 유방을 전문으로 하는 의사가 아니라면 당신이 고민하는 혹이나 다른 증상들을 형식적으로 보고 "걱정마세요. 한 달 혹은 6개월이 지나도 증상이 그대로 있으면 다시 찾아 오세요." 라고 대답할 수도 있다. 이럴때 당신이 그 의사에게 믿음이 안간다면 그대로 만족하지 말고 의사가 기분나빠하더라도 전문의사를 추천받거나 전문의에게 검사를 의뢰해 주도록 요구하는 것이 현명하다. 왜냐 하면 유방암에 대해 걱정하는 자체가 병이니까 말이다.

유방전문의라 하면 우리나라에서는 외과 전문의를 말하나, 유럽 같은 곳에서는 부인과의사도 유방암을 전공하는 경우가 있다. 그러나 외과의사라 해도 유방촬영기나 초음파검사기, 세포검사시설이 미비된 곳에서 근무하는 경우라면 그가 유방암 전문가라고 할 수는 없을 것이다.

그리고 유방암의 치료는 외과의사말고도 방사선종양학과의사, 항암전문종양내과의사, 성형외과, 재활의학과 같은 여러 전문의사가 관여하는 집학적 팀의 관여가 필요하다. 따라서 유방암이 비교적 흔한 병이라서 외과의사를 모두 전문가라 여긴다면 그는 그저 짜르고 없애는 데 흥미가 있을지 모른다. 여기에서 강조하고 싶은 것은 유방암의 치료는 외과수술만으로 적절하다고 할 수는 없다는 점이다.

이제 당신이 유방전문의사를 만났다면 그는 당신의 임신횟수, 월경주기, 초경일, 폐경일, 피임유무, 수유유무 등 호르몬에 관한 질문과 가족력 가족 중에 누가 유방암에 걸린 적이 있나, 그리고 이전에 유방에 어떤 이상이 있었나 등을 물어 볼 것이다. 그리고는 진찰을 시작하는 데 증상이 있는 쪽의 유방을 정상인 유방과 비교해 본 다음 앉은 자세와 누운 자세에서 유방자가진찰법에서 설명한 방법과 비슷하게 당신을 진찰 할 것이다.

유방의 전체적인 모양은 경험있는 의사에게 매우 중요하다. 만일 당신이 무언가 이상한 점을 가지고 있다면 의사도 알아차릴 것이고 언제부터 그 증상이 있었는지 물어볼 것이다. 이때 설사 당신이 병원을 늦게 찾아 부끄럽게 느낄지라도 숨김없이 답하는 것이 좋다. 왜냐하면 의사가 정확히 알아야 진단도 옳게 되고 의사와 환자와의 관계도 신뢰가 생길 테니까….

의사는 증상이 있는 쪽의 유방을 먼저 진찰한 다음 겨드랑이와 목부위의 림프절이 만져지는지 주의깊게 진찰하고 나서 반대쪽 유방도 유심히 진찰할 것이다. 이 정도의 진찰로도 의사는 당신의 문제가 10개의 유방 혹 중 9개에 해당하는 양성일지 또는 한 개에 해당하는 악성일지 추측이 가능할 수 있다. 어떤 경우 경험있는 의사는 특별한 검사 없이도 당장 암을 분명하게 알아차릴 수도 있다.

대개 이러한 경우는 불행히도 암이 많이 진행된 경우이거나 또는 너무 빨리 자라는 암이거나 몹시 염증이 심한 암일 경우이다. 의사는 진단을 위해 진찰 말고도 유방X선 촬영을 위해 당신을 영상의학과로 의뢰할 것이다. 유방X선 촬영법(맘모그라피)은 유방의 내부구조를 특별히 잘 보이게 고안된 X선 촬영법으로, 크고 지방이 많은 유방이 보다 잘 찍혀지고, 작고 지방이 적으면서 유선이 많은 경우(치밀유방이라 칭한다)는 반대로 혹이 있어도 선명하지 않은 경우(대개 젊은 여성의 유방이 해당가 많다. 비록 유방X선 촬영이 매우 작은, 소위 의학적으로 미세석회화현상유방 속에 아주 가는 후추가루 모양으로 석회가 모여있는 현상- 유방암이 만져지기 전의 초기증상일 수 있다.이라 불리우는 만져지지 않는 초기유암을 발견해낼 수 있는 장점이 있지만 진찰로 만질 수 있는 혹의 약 5%가 이상이 없게 나오는 약점도 있다.

　이러한 사실로 항상 진찰소견과 함께 유방X선 촬영법을 묶어서 해석해야 된다는 점을 다시 한 번 강조할 필요가 있다. 그리고 진찰 결과에 관계없이 유방진찰이 필요한 35세 이상의 여성에게는 유방X선 촬영이 요구된다.

　유방촬영기술은 그동안 많은 진보를 보여 우려하는 방사선조사로 인한 부작용, 즉 X선으로 말미암은 암 발생위험도 이제는 일년에 담배를 1/3개비 피우는 위험에 비유될 정도로 많이 줄어 들었다.

　그러나 그렇다하더라도 항상 주의를 기울일 필요는 있다. 비록 나이가 많을수록 위험이 적어진다해도 일년에 한 번 이상의 유방촬영은 피하는 것이 좋다. 또한 의사가 꼭 찍어야 된다고 여기는 상황이 아니면 30세 이하의 여성은 유방촬영을 피하여야 할 것이다. 유방X선 촬영법은 또한 유방의 숨겨진 이상이나 다른 쪽의 이상을 찾아내는 데도 유용하다. 사실 의사들은 환자가 이상을 호소하는 쪽에만 신경이 곤두서 있어 자칫 반대편의 이상에 무심히 지나칠 수 있으므로 이때 유방촬영은 이러한 취약점을 보완해 줄 수도 있다. 최근에는 X선 필름대신 디지탈 유방촬영을 많이 하고 있어 방사선 피폭량도 줄이고 저장이 용이하다.

영상의학과의사가 암을 유방촬영으로 알아 맞출 확률은 평균 85%에서 90%로 알려져 있고 외과의와 영상의학과의사가 함께 판독을 하면 서로 보완이 되어 98%까지 정확할 수 있다 한다.

양성으로 판독되었는데 최종적으로 병리검사에서 악성으로 판명되는 경우를 위양성이라 하는데 뒷장에서 설명하겠다. 초음파검사법은 때때로 유방X선 촬영의 보완방법으로 응용되는데 보통 혹이 물로 채워져 있는 낭종인지 아니면 육질의 경질성인지를 구분하며, 낭종의 경우 가는 주사바늘로 물을 뽑아주면 고민은 간단히 해결될 수 있다. 그리고 유방촬영이 선명하게 나오기 힘든 젊은 여성 또는 치밀 유방의 경우에는 유방촬영대신 또는 보완 방법으로 초음파검사가 많이 이용된다.

과거에는 온도기록법체혈검사법, Thermography이 유방암을 진단하는 데 특히 효과가 있다고 생각하는 사람들도 있었다. 이 방법은 적외선을 이용하여 신체의 변화하는 온도를 그림으로 나타내므로 몸에 무해한 것이 장점인데 약 85%의 유방암이 열반응에 양성이고 열의 높이 정도가 예후와도 관련이 있어 유용할 것으로 생각된다. 따라서 먼저 유방을 식힌 다음 검사하며 열점이 유방에 나타나면 이상으로 판단하는 데, 그렇다고 모두 악성인 것은 아니라는데 문제가 있다. 위양성, 즉 악성으로 판독되었으나 종국에는 암이 아닌 경우가 너무 많고 또한 더욱 위험한 것은 유방X선 촬영법으로 재검사하지 않을 경우 악성을 양성으로 판독하는 위음성이 꽤 많아 효용성에 의문이 제기되어 요즈음은 별로 사용 되지 않는다.

또한 최근에는 자기공명영상법MRI으로 영상을 얻어 아주 초기 유방암이나 다발성암을 진단하기도 한다. 또한 유방 자기공명영상법은 액와부 림프절에 전이를 일으킨 잠복성 유방암의 진단과 선행 항암요법의 반응판정, 유방성형후 발생한 유방암 진단, 그리고 유방 보존절제술 후 재발암의 진단에 이용된다. 그리고 동위원소유방스캔를 이용한 촬영도 유방암 진단에 응용하고 있다.

만일 의사가 우리나라 여성에게는 많지 않지만 35세에서 55세까지의 서양여성에 흔한 낭종잘 움직이고 작은 풍선같이 탄력있게 만져지는 혹을 당신의 유방에서 발견한다면 가는 바늘로 찔러 물을 뽑을 것이다. 이 방법이 세침흡인세포검사로써 마취가 필요없고, 통증이 별로 없는 신속한 진단검사로 약물을 주사하는 주사의 반대동작으로 이해하면 쉬울 것이다. 낭종이었을 때 내용물의 색깔은 보통 노랗거나 검은 갈색을 띠고 있는데, 만일 피가 섞여있을 경우라면 더 정밀검사, 즉 절제생검조직검사이 필요하나 그 외는 더 이상의 치료가 필요 없다. 그리고 뽑아낸 액은 현미경검사를 하여 악성세포가 없다는 것을 확인할 필요가 있다.

이 낭종의 원인은 커피를 너무 좋아하는 경우 등이 거론되고 있으나 아직 확실하지 않다. 낭종 자체는 아무 해가 없지만 진단받고 치료받을 때까지 걱정스럽고 수차 재발할 수도 있으므로 항상 꼭 의사의 진찰이 필요하다. 이같은 검사, 즉 세침세포검사는 낭종이 아니고 딱딱한 경질의 유방에 있는 혹을 진단하는 데도 이용된다. 혹의 중심부에서 세포덩어리를 주사기로 뽑아 현미경검사를 하는 데 경험많은 세포병리의사가 판독하는 경우, 매우 정확하고 몇 분 이내에 결과를 알 수 있는 신속한 검사방법이다.

최근에는 초음파나 유방촬영 또는 자기공명영상MRI으로 발견된 만져지지 않는 작은 혹을 영상 유도하에 겨냥하여 바늘을 발사해서 조직을 얻는 중심부 침생검법core needle biopsy이 많이 이용되고 있다. 더 나아가 피부에 작은 절개창을 넣은 다음 굵은 바늘을 혹 가운데 넣어 진공으로 조직을 빨아 내는 조직검사법도 있다. 조직이 어느정도 크거나 세포검사의 판독능력이 부족한 경우에 국소마취를 한다음 피부를 통해 굵은 드릴모양의 주사를 이용하여 의심 병변의 조직 덩어리를 뜯어내 진공장치로 흡입하여 현미경검사를 하는 진공흡인생검맘모톰을 말한다.

그러나 이 방법은 섬유선종같은 양성종양의 경우에는 치료효과를 노릴 수 있는 장점도 있지만 악성의 가능성이 농후한데 악성이 아닌 결과가 나왔다면 혹 전체를 수술로 절제하여 조직검사를 다시 해보아야 안심할 수 있는 단점이 있다. 절제생검 소위 조직검사는 국소마취든 전신마취든 마취를 하고 혹을 떼어내는 수술을 한 다음, 떼어낸 혹을 가지고 현미경으로 조직진단을 하는 방법인데 일반적으로 검사라는 이름이 붙어서인지 이 과정을 이해하지 못하여 조직검사를 하기 위해 수술을 한다하면 환자들이 무슨 수술이냐고 놀라는 경우가 종종 있다.

즉석에서 마취없이 할 수 있는 세포검사나 중심부 생검법 덕택에 유방X선 촬영과 종합할 때 진단의 정확성이 매우 높아져 많은 여성들이 불필요한 수술의 공포에서 해방될 수 있다. 그리고 자기가 암이 아니라는 확신을 가지고 병원 문을 나설 수가 있다.

좋은 소식

유방에 혹이 만져 진다하여 모두 유방암은 아니라는 것은 여러 번 강조하여 왔다. 10대 20대에서는 유방암보다 섬유선종이 흔하고 30~40대에서는 섬유낭종이 오히려 더 많이 발견된다. 따라서 유방에 혹이 만져진다하여 유방암이라고 스스로 지레 판단하고 겁을 먹으며 며칠 밤을 걱정으로 지세울 필요는 없다.

이들을 유방의 양성 질환이라 통틀어 말하는데 대부분 경험있는 전문의는 촉진과 간단한 검사로 진단을 내릴 수 있으니 복잡하게 생각할 일은 아니다. 그럼 이들의 특징과 치료에 대하여 알아보자.

■ ■ 섬유선종

주로 10대, 20대에서 호발하며 잘 움직이는 단단하고 구슬처럼 동그란 혹으로 만져진다. 크기는 대개 1-2cm 이고 가끔 여러개가 만져지거나 양측에 만져 지기도 한다. 진단은 유방초음파와 세침흡인 세포검사 또는 중심부 침 생검법으로 내릴 수 있다. 치료는 수술적 제거 또는 그냥 관찰해도 된다.

암으로 진행 되는 경우는 없지만 아주 드물게 섬유선종과 암이 같이 있을 수도 있어 주의를 요한다. 따라서 암이 호발하는 연령인 30대 이상의 여성은 수술로 제거함이 안전하다. 과거에는 절개창을 내어 절제하는 수술을 많이 하였지만 요즈음은 굵은 바늘로 찔러 상처없이 진공으로 섬유선종 전체를 절제하는 진공흡인생검^{맘모톰생검}도 많이 하고 있다.

■■ 섬유낭종성 변화

30대 이후 여성에 가장 흔하게 나타나는 양성 유방질환으로서 유방형성이상, 섬유낭성질환이라고도 불리우는 여러형태의 양성질환을 통틀어 일컫는다. 즉 낭종, 섬유화, 아포크린화생 등 여러 병변이 혼합되어 있고 유방통증을 생리주기와 무관하게 유발하는 원인질환일 수 있다.

증상은 낭종을 형성시는 섬유선종과 같이 동그란 혹으로 만져지기도 하고 압통을 느끼는 멍울로도 만져지기도 한다. 진단은 초음파, 유방촬영 그리고 세침흡인검사, 침생검 등으로 암이 아니라는 것을 확인하고 정기적 유방검진을 하면 된다. 유방통에는 심할 경우 진통제나 달맞이 종자유 또는 호르몬제등이 쓰인다. 낭종의 경우에는 바늘로 낭종을 뽑아내면 된다.

■■ 관내 유두종

젖꼭지로 피가 나오는 증상을 가질 때 가장 흔하게 발견 되며 대부분 촉지할 수 없는 유관내에 사마귀같이 자그마한 혹이나, 때로는 만져질 정도로 크게 잡히기도 한다. 치료는 절제 수술이며 다발성으로 유두에서 멀리 떨어져 발생하면 유방암과의 감별진단이 꼭 필요하다.

■■ 엽상낭성육종

섬유선종처럼 둥글고 단단하게 잘 움직이는 혹으로 절제하면 된다. 가끔 재발을 잘한다. 그러나 갑자기 크게 만져지면 엽상낭성 육종중 암으로 변화한 것으로 생각할 수 있어 감별진단이 중요하다.

■■ 비정형유관내 상피 증식증

특별한 증상없이 다른 유방질환 즉 섬유낭성변화나 유두종, 섬유선종 등으로 조직검사를 시행하다가 발견되는 질환으로 유방암의 위험인자 위험도 일반인의 4~5배로 간주된다. 병리학적으로 관상피내암의 소견을 충족시키지 못하나 세포의 증식성 소견을 가지고 있다.

비정형유관내 상피증식증을 진단 받은 10%에서 평균 8년 내외에 침윤성 유방암으로 발전하므로 면밀한 경과 관찰 및 관리가 필요하다. 특히 유방암의 가족력이 있으면 유방암 발생율이 더 높아지는 것으로 알려져 있다. 따라서 이러한 병소가 발견되면 광범위 절제를 하고 정밀한 추적 관찰이 필요하다.

나쁜 소식

유방증상을 가지고 병원을 찾아온 5명의 여성 중 1명은 불운하게도 암으로 확진되거나 절제생검을 위해 입원하게 된다.

만일 유방암의 확진이 내려지면 신체의 다른 부위로 암이 퍼졌는지를 검사해야 하는 데 주로 뼈, 폐, 간 그리고 때로 뇌로 전이를 잘하므로 이러한 곳은 동위원소주사법이나 X선촬영으로 검사하여야 한다.—뒤에 진행기별 분류법에서 자세히 설명하겠다.—의사의 관점에서 보면 세포검사법이나 침생검법은 유방암의 85%를 진단할 수 있는 경제적이고 신속한 진단법이라서 그날로 암이라는 사실을 알아 전이검사를 하고 치료계획에 대해서 환자나 가족과 상의할 수 있어 매우 편하다.

그러나 환자편에서 보면, 이러한 신속함이 의사의 퉁명스러움이나 바쁜 병원의 짜증스러운 일상적 태도와 심리적으로 암이라는 나쁜 소식을 받아들일 준비가 되어있지 않을 경우 오히려 더할 수 없는 절망감 속으로 그녀를 몰아 넣을 수 있다. 나쁜 소식을 마음의 준비가 없는 상황에서 듣는 경우와 어느 정도 시간을 주어 본인이 갈등을 느낀 다음 듣는 경우를 비교하여, 어느 것이 좋다 말하기는 어려우나, 후자가 최소한 가까운 사람과 상의할 시간이 있으므로 극복하기 용이하리라는 느낌이 든다.

또한 본인에게 나쁜 소식을 직접 이야기해 줄 것인가에 대해 의사들 사이에는 많은 논란이 있어왔다. 우리나라에서는, 과거 필자가 수련 받던 시절에는 의사가 환자의 병명을 보호자에게만 통고하고 환자에게 숨기며 치료하는 경우가 대부분이었다.

요즈음은 보호자가 특별히 반대하지 않으면 환자에게 의사가 직접 통고하거나 가족을 통하여 통고토록 하는 경우가 많다. 그러나 한 가지 분명한 사실은 친절하고 정감어린 대화가 암환자를 위한 치료의 중요한 부분이라는 점을 명심해야 한다는 것이다.

조기검진은 당신의 생명을 구할 수 있다.

수 년 전만해도 위와 같은 제목은 생각할 수 없었고 절망을 일부러 부인해 보려는 무책임한 말로 들렸었다. 그러나 최근 이러한 낙관론은 불확실성의 회색빛을 거두고, 최소한 50세 이상의 여성에게는 찬란한 장미빛을 조명해 주고 있다. 그렇다면 무슨 변화가 그동안 있었으며 왜 연령을 거론하는가에 대해 알아보자.

조기검진이란?

이러한 질문들에 대해 해답을 얻기 위해서는, 1960년대 중반에 미국 뉴욕에서 시행된 건강보험 가입자를 대상으로 한 최초의 대규모 유방암 조기검진결과 HIP 연구라 부름를 유념해야 할 것이다.

이 조기검진은 1963년부터 1969년까지, 40세부터 64세까지의 62,000명의 여성을 대상으로 시행되었는데, 이들을 반으로 나누어 31,000명은 유방암에 대한 조기검진을 실시하고 조기검진군이라 부름 다른 31,000명을 대조군으로 아무 검사도 하지 않고 관찰하였다.

다시말해 조기검진을 한 전자는 자세한 진찰과 병력, 유방X선 촬영 그리고 온도도법을 3년 동안 매년 한 번씩 시행하고 후자는 아무 유방검사를 하지 않고 관찰하였다. 비록 10,000명의 여성이 검사에 응하지 않거나 5년 이상 추적관찰이 이루어지지 않았지만, 50세 이상에서 유방암으로 인한 사망률을 보면 조기검진군이 대조군보다 1/3가량 감소하였다.

이 HIP 연구의 5년 추적관찰에 대한 중간발표가 있자 다른 나라에서도 이러한 연구가 시작되었다. 1977년부터 1984년 사이에 스웨덴에서는 40세부터 74세까지 135,000명의 여성을 대상으로, 반절씩 무작위로 나누고 2~3년마다 절반만 유방X선 촬영을 찍어 나머지 아무 검사도 하지 않은 대조군하고 비교한 바, 89%가 연구에 참여한 1984년까지의 결과는 미국의 결과와 같이 유방촬영을 받은 그룹에서 31%의 유방암으로 인한 사망률의 감소가 관찰되었다.

그러나 40세부터 49세 사이의 젊은 여성그룹에서는 미국의 결과와 대동소이하게 약간의 호전만이 관찰되었다. 네덜란드에서는 70년대 중반에 두 개의 연구가 43,000명의 여성을 대상으로 각각 72%, 85%의 참가율 진행되었었는데 하나는 유방촬영만, 다른 연구는 유방촬영과 진찰을 같이 시행했다 50세 이상의 조기검진을 받은 그룹은 유방암으로 인한 사망률이 절반 가량 감소를 보였다. 수적으로 가장 큰 대규모 연구는 240,000명을 대상으로 1979년 시작한 영국의 경우이다. 1988년 8월 란셋지에 첫 결과가 보고되었는데 조기검진을 받은 그룹의 사망률이 20% 정도 감소된 것으로 나타났는데, 이는 앞의 미국이나 스웨덴의 결과에 뒤떨어진 것으로써 영국의 유방X선 촬영기술의 낙후성과

낮은 참가율 때문으로 해석된다.

영국에서는 50세부터 64세까지의 여성을 대상으로 국가적인 유방암조기검진계획이 1986년 6월 총선 수주전에 페트릭 박사의 보고서에 근거하여 정치적인 편의에 맞게 발표되었다. 여성의 건강이 정치에 이용되었건 어찌되었던 간에 좋은 결과라면 무슨 상관이 있을까? 그러나 조기검진이 비록 완치율을 높이는 데 공헌을 한다할지라도 그중에는 예후가 좋지 않은 경우도 있어 이들에게 조기발견이란 단지 통상적으로 알게 되는 경우보다 조금 일찍 암이 생겼다는 사실을 알게 된다는 사실밖엔 의미가 없다고 비평하기도 한다. 다른 또 하나의 비평은 많은 건강한 여성들 10명 중 하나꼴로 유방촬영결과가 이상하게 보여 결과적으로 별 쓸데 없는 절제생검 같은 불안을 야기하는 정밀검사를 받아야 된다는 점이다.

조기검진은 건강한 사람들을 대상으로 하는 예방적인 보건정책인데, 만일 단점에 대해서 대중들이 이해를 잘못하고 있어 무소식이 희소식으로 해석된다면 오히려 피해가 생길 수 있다. 이러한 단점은 위에 설명한 위양성으로 인한 불필요한 정밀검사뿐 아니라, 더욱 심각한 것은 유방촬영으로는 암을 발견하지 못하는 위음성의 피해를 말한다. 이러한 문제점들을 극복하기 위해서는 이미 밝혀진 통계적 사실들에 근거한 설명을 여성들에게 홍보하고, 유방암 조기검진의 동의서를 받아야 할 것이라고 비평가들은 주장하고 있다.

유방암 조기검진의 필요성

암의 조기검진은 다음 10가지 조건을 만족시켜야 하는데 유방암의 경우에는 다음과 같은 답이 나온다.

1 조기검진을 위한 대상 질병이 건강상 중요한 위협이 되는가?

예

2 대상 질병의 양상이 모두 밝혀져 있는가?

아니오

3 인지할 수 있는 조기증상이 있는가?

유방암의 경우 조기의 의미는 암이 유방에 국한된 경우를 말하는데, 첫 조기검진시 유방촬영에 의해 발견된 암의 45 %가량이 조기암이다.

4 조기치료가 진행된 다음에 치료하는 것보다 확실히 효과가 있는가?

유방암 제1기와 2기의 예후는 확실히 좋다. 이는 조기검진으로 발견되는 예의 70~80%에 해당한다.

5 조기검진할 수 있는 검사방법이 있는가?

유방암의 경우에는 유방X선 촬영법이 조기진단 할 수 있는 방법이다. 검사방법의 효율성은 정확도에 달려있는데 위음성과 위양성이 적어야 한다. 영국의 조기검진과 같이 3년마다 검진하는 경우에 유방암환자 10명 중 2~3명은 조기검진에서 발견되지 않을 가능성이 있으며, 이는 위음성이라기보다 자라는 속도가 아주 빠른 암일 때 의학적으로는 간격 유방암이라 부른다 검진간격 사이에 암이 발생하는 경우이다. 위양성률은 의학적으로 특이도라 함 대략 10%로 조기검진을 받은 여성

10명 중 1명은 유방촬영에 이상이 발견되어 정밀검사를 받게 되고 이렇게 이상이 있는 경우의 20명 중 1명은 결국 암으로 판명된다.

6 조기검진에 대한 호응도가 높은가?

영국의 에딘버러와 길포드에서의 조기검진 호응도는 64%로 3명 중 2명은 첫 번째 조기검진에 응하였으나, 두 번째 검진에는 노인들의 호응률이 낮아 비율이 떨어졌다. 70% 정도가 적정선으로 여겨지지만 이것으로도 사망률의 감소가 충분히 보였다.

7 조기검진으로 발견된 이상을 진단하고 치료할 수 있는 적절한 방법이 있는가?

예

8 조기검진은 질병의 성질에 따라 일정한 간격으로 하여야 하는데 과연 그러한가?

유방암의 경우 적정한 간격은 아직 모르나 연령이 많을수록 암의 빈도가 높아진다는 사실은 알려져 있다. 스웨덴에서 연구한 바에 의하면 1년 간격으로 검진하면 90%, 2년 간격이면 80%, 3년 간격이면 70%의 유방암을 알아낼 수 있다한다.

9 신체적이거나 심리적 부작용의 정도가 조기검진의 이득보다 적은가?

방사선을 쪼임으로 인한 부작용은 현재 다른 문제는 없으나, 양성질환의 경우를 암으로 과잉 진단하는 경우가 심리적으로 큰 부담을 줄 수 있어 문제가 된다. 조기검진의 이점은 검진결과가 정상으로 나올 때 환자에게 확신을 주고 검진간격 사이에는 유방자가진찰이 강조되어야 하며, 암을 조기에 발견할 수 있는 이점은 당장은 분명치 않지만 파괴가 덜 심한 축소수술을 시도할 수 있다는 점이다.

⑩ 조기검진의 비용은 그것의 이점과 균형이 맞는가?

환자에게 조기검진으로 돌아오는 이점은 생명의 연장과 축소수술을 받을 수 있다는 점이다. 주관하고 있는 정부편에서 보면 노동인구의 구명과 치료비의 절약이 장점이 된다. 그러나 이러한 이득의 계산은 건강경제학자가 따질 문제이고, 문외한들에게는 단지 생명연장이 곧 돈을 절약할 수 있는가만 알면 될 것이다.

이로써 최소한 폐경기 이후의 여성에 관한 유방암 조기검진은 마이너스보다 플러스가 되고, 심리적으로 안정되어 있다면 조기검진을 받는 것이 좋다는 것은 분명하다. 이상 소개한 것은 유방암 발병률이 우리보다 훨씬 많은 구미, 특히 영국에서 나온 논문들을 참고한 것이다.

우리나라 같이 그 빈도가 높지 않은 지역에서 그들처럼 국가에서 막대한 경비를 들여 조기검진사업을 전국민을 대상으로 당장 실시할 필요는 없을 것 같다. 그러나 우리나라에서도 유방암의 빈도가 증가하고 있어 정부에서도 조기검진의 중요성을 인지하여 건강보험에서 위, 간, 대장, 자궁, 유방암의 5대암에 대하여 조기검진을 시행하고 있다. 그러나 이러한 조기검진율이 50%정도에도 이르지 못한 현실이어서 유방암 조기검진에 대한 지식을 여성 스스로 항상 가지고 관심을 가져야 할 것이다. 따라서 참고로 미국암협회와 한국 유방암학회가 추천하고 있는 유방암 조기발견을 위한 권장사항을 소개 한다.

① 20세 이상의 모든 여성은 매달 유방에 대해 자가진찰을 한다. 또한 20세부터 40세까지의 여성은 3년마다 한 번씩 의사의 유방진찰을 받으며 40세 이상은 매년 한 번씩 진찰을 받는다.

② 40세부터 매년 한 번 유방촬영을 한다.

※ 최근 늘어 미국 정부의 위임을 받은 미국 예방 TF USPSTF 팀은 50세부터 74세까지 2년마다 유방촬영을 하여도 충분하다고 주장하였다.

우리나라 유방암 조기검진 권장사항 한국 유방암학회 및 국립암센터 권고안

① 30세이후 여성 매달 유방자가검진
② 35세이후 여성 2년간격 의사에 의한 임상진찰
③ 40세 이후 여성 1-2년 간격으로 의사에 의한 유방진찰 및 1-2년마다 유방촬영

* 고위험군은 의사와 상의

유방암 조기검진센터에서는 어떠한 일이 이루어지나?

유방암에 대한 조기검진은, 이제 많은 여성들이 두려움을 가질 대상은 아니라는 사실로, 이 글을 읽은 독자들은 이해할 것이다. 유방암 조기검진은 병원마다 조금씩 차이는 있겠지만 대체로 다음과 같이 이루어진다.

의사나 간호사가 당신의 그동안 병력을 물은 다음 당신을 유방 X선맘모그라피 촬영실로 안내할 것이다. 여기에서 당신은 허리까지 옷을 벗도록 요구받는데 이때 원피스나 롱드레스는 불편하므로 투피스차림이나 바지차림으로 가는 것이 바람직하다.

영상의학과 기사가 당신의 유방을, 두 개의 금속판이나 플라스틱판으로 압박을 하면서 양쪽을 촬영하는데 이는 유방이 최대한도로 평평해져야 사진이 잘 나오기 때문에 필요하며 어떤 사람은 이러한 모습을 '부비 트랩'이라고 표현하기도 한다. 이 동작은 조금 고통스러울지 모르나 수초만 견디면 되고 사진을 찍고나서 어떤 부작용도 없으니 안심해도 된다. 이렇게 해서 약 30분이면 조기검진이 끝나고, 결과는 영상의학과 전문의가 판독하여 일주일 이내에 통지가 간다. 만일 유방촬영결과가 정상이라면 더 이상의 검사가 필요없고 1-2년 후에 다시 조기검진을 하면 될 것이다.

만일 사진에 기술적인 문제가 있어 다시 재검진 통지가 오면 다시 촬영을 하는 것으로 문제가 해결될 것이다. 그리고 만일 어떤 이상이 발견되는 경우에는, 시설이 충분한 가까운 전문 유방진료종합병원으로 가서, 여러 검사유방진찰, 유방X선 촬영, 흡인세포검사 또는 침생검 등를 한다.

양성으로 생각되면 그대로 관찰하며 수시로 체크를 하고, 만일 만져지지 않을 정도로 작다 할지라도 유방촬영 소견상 암이 의심되면 조직검사를 하여야하며, 그 결과를 알려면 며칠이 걸려야 한다. 여기에서 강조하고 싶은 것은 유방촬영 소견이 비정상으로 나온 경우에도 20명 중 19명은 암이 아닌 것으로 판명이 되므로 94%의 여성은 유방암이 결코 안 생긴다는 계산이 된다.

의사들은 무엇을 알아내려하나?

조직검사와 그 이후

조직검사는 유방진찰과 유방X선 촬영에서 발견된 의심부위를 절제한 다음 현미경을 이용하여 조직진단을 하는 과정을 말한다. 어떤 경우에 의사가 이미 암을 알고 있거나 너무 진행되어 있다하더라도 조직검사와 일련의 암조직분석이 치료방침을 정하는 지침으로 필요하다.

일반적으로 얼마 동안 증상을 가지고 있다가 의사의 진찰을 받고 조직검사를 하는 경우가, 조기검진으로 발견된 의심부위를 조직검사하는 경우보다 나쁜 결과를 가져올 가능성이 높다.

후자의 경우 가끔 조직검사 결과가 아무것도 아닐 수 있으나 조직검사의 결과 매우 작은, 침윤성암이 아닌 상피내암이나 비정형세포증식증인 경우 현재까지 의사들은 어떤 방법이 가장 이상적인 치료일지 잘 모르고 있다.

어떤 경우는 더 이상 자라지 않고 줄어 들거나 심지어 사라져버리는 경우도 있어 이러한 모호성이, 조직검사 때문에 스트레스를 받은데 해답을 주기는 커녕 환자에게 결국 의문만을 주는 조기검진의 단점으로 지적되기도 한다.

    조직검사를 하도록 보내어지는 환자 대부분은 증상이 있는 경우로, 이미 의사들은 진찰 중에 그 환자가 가질 수 있는 암의 형태와 진행정도를 우선 헤아려 볼 것이다. 이것이 바로 임상적 병기라 하며 종양과 림프절의 상태를 평가하는 것을 말한다.
    우선 의사는 종양을 만지면서 크기와 움직임의 여부, 염증성의 정도나 단단한 정도, 그리고 피부 변화, 예를 들면 오렌지껍질같이 피부가 딱딱해지고 오목오목 들어가는 현상이 있는지를 판단한 다음, 겨드랑이와 유방주위의 림프절이 만져지는지, 또는 만져진다면 움직이는지 고정되었는지를 알아본다. 림프절의 상태는 암이 유방을 넘어 퍼져있는지를 알 수 있는 중요한 지침이 되나 신빙성은 적다. 림프절은 때때로 아무 불길한 이유없이도 부었다 내렸다하기도 하고 면역반응과도 관계가 있기 때문이다.

    조직검사의 방법은 의사에 따라 다를 수 있고 또한 의심부위의 상태에 따라 다르다. 만일 혹이 분명히 만져진다면, 어떤 의사들은 혹으로 생각되는 부위를 완전히 제거하기 위하여 가능한 한 크게 째서 혹을 제거하려 할 것이다. 때로는 유방의 1/4을 제거하게 되어 환자에게 큰 반흔과 추형을 안겨 주게 되는데 만일 병리검사결과가 양성으로 나오면 이는 너무 값비싼(?) 희생이 될 것이다.
    요즈음은 외래에서 유방초음파나 유방X선 촬영, MRI로 의심되는 병변을 피부에 바늘구멍만 내서 가는 바늘로 조직을 얻어 현미경 진단을 얻는 경피적 유방 침생검법이 많이 이용되어 수술실에서 하는 조직검사 방법은 많이 줄어 들었다. 따라서 조직검사를 받을 때 어떤 방법으로 할 것인가 의사에게 문의해 보는 것이 좋다. 유방진찰로는 만져지지 않으나 유방X선 촬영으로는 확실한 경우, 즉 만져지지 않는 혹의 경우는 특별한 전문적인 기술이 필요하다.

우선 유방촬영필름을 가지고 혹이 있는 의심부위의 위치를 측량한 다음 철사를 삽입하여 표적을 만들고 작은 절개창을 만들어 유방조직을 최소한으로 제거하여 다시 X선검사로 옳게 되었는지 확인한다.

수술로 떼어낸 작은 혹조직은 곧 병리의사에게 보내져 병리검사를 하게 되는데, 이는 현미경으로 세포구조를 보아 암 여부와 침윤정도를 알 수 있으며 암의 결정적인 진단과 예후를 알 수 있어 의사의 치료방침에 중요한 영향을 준다.

암이 확실하지 않은 혹을 조직검사로 동결절편이라는 10분 이내에 신속히 병리검사를 할 수 있는 방법을 이용하여, 아직 환자가 마취상태인 채에서 병리의사로부터 암이라는 통지가 전달되면 바로 그 자리에서 유방을 절제하는 경우와, 동결절편을 하지 않고 파라핀으로 고정절편을 만들어 며칠 뒤 결과를 얻어 환자나 보호자와 충분히 상의를 한다음 유방절제술을 하는 두 가지 경우를 생각할 수 있다.

전자의 경우를 혹자들은, 주위사람이나 의사와 병에 대해 충분한 상의를 할 수 없고 환자에게 마음의 준비를 갖출 시간을 앗아간 다하여 비인간적으로 생각하거나, 진단에 충분한 시간이 없어 혹시 실수라도 하지 않을까 하여 비판적인 견해가 있어 미국이나 영국 등지에서는 후자를 택하는 경우가 많다. 그러나 우리나라같이 경제적, 시간적 절약을 중시하고 많은 사람들이 체념적인 사고를 가지고 있는 경우, 그리고 며칠 사이에도 암의 전이가 일어나 예후에 영향을 줄 수도 있는 암이 거의 확실해 보이는 암의 경우에는 전자를 택하는 병원이나 의사들이 많다.

유방암의 종류

유방암의 종류는 현미경으로 보이는 형태에 따라 어느 세포에서 유래한 것이냐에 따라 여러 유형으로 분류된다.

1) 유관암…비침윤성 관상피내암
        침윤성
2) 소엽암…비침윤성 소엽 상피내암
        침윤성
3) 관상암
4) 수질암
5) 점액암
6) 유두상암
7) 미세유두상암

8) 육종…혈관육종, 악성림프종, 악성엽상낭육종 등
9) 기타

　이중 가장 흔한 유방암은 침윤성 유관암으로 65~80%를 차지한다. 침윤성 소엽암은 3~14%로 보고 되고 있으며 관상피내암은 이제 막 유방암이 발생하여 아직 유관의 표면에만 암세포가 존재하고 기저막을 뚫지 않은 상태를 말하며 전이가 거의 일어나지 않기 때문에 완치를 시킬 수 있는 상태가 대부분이다.
　이러한 상피내암은 조기검진의 증가로 최근 우리나라에서 증가 추세에 있어 8~10%로 나타나며 특히 삼성서울병원의 통계는 최근 14%까지 높게 보고 되었다.
　소엽상피내암은 증상이나 검사상에 이상없이 유방양성종양이나 다른 원인으로 조직검사하다 우연히 진단되는 경우가 대부분이다. 우리나라에서는 0.1~0.4%의 빈도를 보이고 있다. 소엽상피내암의 진단후 침윤성 유관암이 10년후 13% 20년후 26% 35년후 35%로 발생한다는 점 때문에 주의 깊은 추적 관리가 필요하다.
　그리고 유두에 발생하는 유방암은 파젯씨병Paget이라 불리우는데 유두가 헐어 마치 습진같은 피부병으로 혼동하는 경우가 있어 주의를 요한다. 또한 유방 피부의 발적, 통증등 염증증상을 동반하는 염증성 유방암도 유방염과 감별하기 어려워 병을 키울 수 있다. 그리고 염증성 유방암은 대체로 예후가 좋지 않다.

유방암의 병기 병의 진행정도

그럼 유방암의 진행 정도를 알아 예후를 예측할 수 있는 병기를 알아보자. 병기분류법에도 여러 가지가 있으나 제일 많이 쓰이는 국제암학회에서 제정한 TNM분류법을 소개한다.

1) 제 0기 유관상피내암 ; 유관 내에만 암세포가 존재하여 기저막을 뚫지 않은 극히 초기의 암

2) 제 1기 ; 혹의 크기가 2cm 이하이고T1이라 함 겨드랑이의 림프절은 만져지지 않으며N0라 함, 원격 전이가 없는 경우M0라 함

* 최근 발표된 미국암학회 병기2010년판에 의하면 1기를 둘로 나누어 IA기는 종래의 림프절전이가 없이 종양크기가 2cm이하인 경우 그리고 IB는 종양의 크기는 동일하나 림프절전이가 있지만 미세한 경우로 나누고 있다.

3) 제 2기 ; 혹의 크기가 2cm 이하인 경우T1에 림프절이 만져지는데 가동성인 경우N1, 그리고 혹의 크기가 2cm보다 크고 5cm 이하T2이면서 림프절은 만져지지 않거나N0—2기중 A기. T2이면서 림프절이 만져지더라도 가동성인 경우N1, 또는 혹이 5cm보다 크더라도T3 림프절이 만져지지 않을 때N0, 물론 모두 다른 부위로의 전이는 없을 때M0—2기중 B기

4) 제 3기 ; 혹의 크기가 5cm 이하T1, T2이면서 림프절이 서로 엉켜 움직이지 않는 경우N2, 그리고 혹의 크기가 5cm보다 크고T3 림프절이 만져지는 경우N1, N2, 물론 원격 전이는 없을 때M0, 혹의 크기에 상관없이 유방피부가 헐거나 부종이 있거나 염증변화가 있는 경우, 그리고 흉벽에까지 퍼져 있는 경우T4, 또는 크기와 상관없이 가슴의 림프절이 커져 있는 경우N3, 물론 다른 부위원격로 전이는 없을 때M0

5) 제 4기 ; 혹의 크기나 림프절의 상태에 관계없이 원격전이가 있을 경우 M1

제 0기는 그야말로 초기로서 대개 유방X선 촬영으로 발견되고, 1기 2기 모두 암이 유방에 한정되어 나타나며 림프절 전이도 경미한 상태이므로 5년 생존율이 낙관적이어서 제1기는 97%, 제2기는 90% 정도이고 통상적인 치료는 외과적 수술과 보조요법이 이용된다. 제3기는 상당기간이 경과된 유방암으로 국소적으로 진행이 된 경우라서 방사선 치료와 항암제투여가 수술 전후에 이용되는 경우도 있고 5년 생존율은 50-60% 정도에 머물고 있다.

10년 장기 생존율은 0기인 경우 거의 100%에 가깝고 1기인 경우 90% 내외 2기인 경우 80% 3기인 경우 4~50%내외로 보고 되고 있다.

제4기암은 보통 환자들이 암을 알아차리기 전에 전신에 퍼져있어 예후가 아주 불량한 말기에 속하나 때로는 예상을 뒤엎고 오래 생존하는 경우도 있다. 5년생존율이 최근 20%로 나타나고 있다.

유방암의 성질

치료방법에 대해 알아보기 전에 유방암의 성질을 우선 요약해보면 다음과 같다.

첫째, 유방암은 한 가지 형태의 병이 아니고 여러 증상과 예측불허의 다양한 형태를 가지는 질병이다.

둘째, 유방암은 유방 한곳에만 있는 병이 아니다. 물론 유방암의 시초 암세포는 유방에서 발생하지만, 초기라 할지라도 이미 유방암 세포는 피를 따라 몸을 순환하면서 신체의 다른 부위에 자리잡는다. 이러한 현상을 미세전이라 부르는데 처음에는 너무 작아서 발견이 불가능하고 오랜 시간이 지나야 알 수 있는데 보통 70%의 유방암이 인지되기 전에 이러한 현상에 의해 퍼져있다고 생각된다.

셋째로 림프절로 퍼졌다는 것은 이미 암이 유방을 넘어 진행되었다는 의미를 가지지만, 그렇다고 림프절에 전이가 없다고해서 안심할 수는 없다. 림프절이 괜찮은 유방암 환자의 1/3이 수술 후 15년 이내에 유방암으로 사망하고, 20년이 지나서도 재발하는 것을 우리는 볼 수 있다.

넷째로 현재 유방암의 장기생존을 결정하는 것은 치료방법보다 암세포자체의 생물학적 성질에 의해서인 것처럼 보인다. 그렇다고 전통적인 수술과 방사선 치료가 필요 없다는 이야기는 아니다.

최소한 이러한 방법은 암을 제어하고 환자로 하여금 암을 가진 채 생존하게 해줄 수 있고, 때로 잘 되면 완치도 시킬 수 있다.

새로운 항암제와 호르몬제를 보조적으로 이용할 때 생명을 연장할 수 있으며 위에 열거한 사실을 근거하여 다음과 같은 결론을 내릴 수 있을 것이다. 유방암은 거의 전신적으로 치료하여야 할 전신질환으로 여겨지고, 단순한 단독질환이 아니므로 치료도 단순하지 않다. 그러나 이러한 결론이 곧 해답은 아니라는 데 문제가 있다. 유방암치료에 있어 전문의들은 다양한 기술과 다양한 원칙들이 모여야 유방암의 올바른 치료가 이루어진다고 믿고 있다. 이것을 의학적으로 집학적치료라 일컫는데 어떻게, 어떤 정도로, 언제 할 것인가가 문제로써 현재 지구상의 수많은 나라에서 연구가 진행되고 있으니 결국 시간이 가면 유방암의 치료도 해답이 나오리라 기대된다.

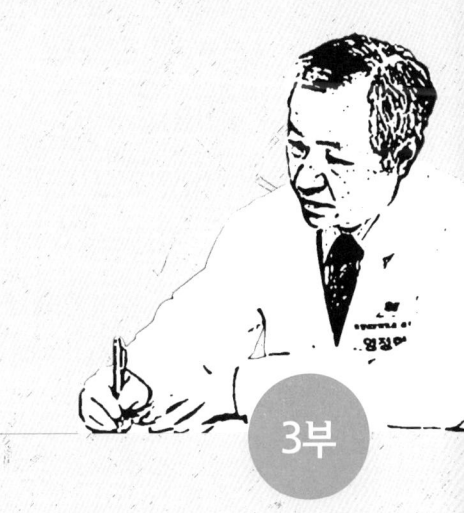

3부

유방암의 최신 치료법

유방암에 과연 수술이 필요한 것인가?

인류 역사상 암은 고대 유물이나 유적에서 발견된 사실들로 미루어 옛날부터 있어왔던 것으로 믿어지지만, 암이 흔한 병이 된 것은 아마도 최근 백년간이 아닌가 생각된다. 여기에는 여러 가지 이유가 있겠지만, 우선 수명의 연장으로 노인층이 늘어남으로 인해 암이 주로 노인에 잘 발생하니까 그것이 이유가 될 수 있고, 다른 이유들로는 환경오염, 음식물의 변화 특히 기름이 많은 음식이나 인스턴트식품의 범람 그리고 담배나 술 같은 기호품들이 원인으로 거론되고 있다. 특히 유방암 치료에 관한 역사는 오래되고 난해하며 고통스러움의 연속이었다.

이미 앞에서 말한바처럼 그리스시대와 이집트시대에 유방암의 원인에 대한 학설을 거론하였으며 그들의 치료방법에 대해 우리들은 약간 알고 있다. 예를 들면 기원전 1500년경에는 칼로 유방의 혹을 도려내는 수술을 행하였고, 기원 1세기경 로마의 작가인 셀수스는 유방 밑의 흉근까지 도려내는 보다 광범위한 수술을 거론하였다. 이러한 생각은 그 당시로서는 보다 진일보한 생각으로 얼마전까지도 어떤 의사들은 이러한 확대근치수술을 몹시 진행된 유방암의 경우에 적용했다. 위와 같이 수술을 보다 확대하려는 경향과, 그와 반대로 유방을 되도록 남기면서 혹만을 제거하는 정도로 축소수술을 하려는 경향과의 줄다리기 경쟁은 오늘날까지 계속되고 있다.

마취제와 소독약이 소개된 것은 지금부터 1세기반 전후이므로 그리스 왕비인 아토사와 포이손 부인 같은 귀족을 비롯한 많은 고대 여인들이 외과의사의 야만스러운 칼날에 유방을 맡기기보다는 암을 그대로 몸에 지니기를 주저하지 않았었다.

그리고 용감하거나 너무 온순해서거나 간에, 외과의사의 칼에 유방을 맡겼던 여성들의 운명도 변덕스럽고 변화무쌍하였다. 일례로 소설가인 판니 버니는 불란서의 유명한 외과의사인 라레이박사와 6명의 조수들에 의해 거실에서 행해진 고통스러운 20분 동안의 수술에 대해 다음과 같이 쓰고 있다.

"무시무시한 쇠꼬챙이가 나의 유방을 파고들었다. 나는 수술 중 내내 울부짖을 수밖에 없었다. 나는 마치 칼로 가슴의 뼈를 도려내는 것처럼 느꼈고 수술이 끝나 환부를 싸맬 때에는 움직일 수도, 항의할 수도, 저항할 수도 없었을 뿐 아니라 말도 나오지 않았다."

주먹만한 혹을 제거하여 그녀는 나이 80까지, 수술후 30년이 되도록 장수하였는데, 아이러니컬하게도 오늘날 의학상식으로 비추어 보면 그녀의 혹은 암이 아닌 양성혹이었으리라 추측된다.

유방절제술 시대

고전적인 근치유방절제술은 미국 존스 홉킨스대학의 윌리암 할스테드에 의해 1890년 소개된 이래 줄곧 외과의사들 사이에 유행하는 수술이었다. 이 수술은 유방암이 림프관을 따라 다른 신체부위에 원심적으로 퍼진다는 이론을 근거로 하였는데, 유방과 림프절같은 주위조직을 보다 많이 잘라낼수록 암을 몰아낼 가능성이 많고, 완치시킬 수 있다는 논리에 근거하고 있다.

따라서 수술방식은 유방을 제거하고 유방 밑의 근육, 즉 흉근들을 또한 잘라낸 다음 겨드랑이의 림프조직을 '근치적으로 곽청'중요한 혈관과 신경만 남겨두고 림프절과 지방조직을 청소해내듯 철저히 긁어내는 수술 해낸다. 그래서 이 수술을 받으면 가슴이 움푹 들어가고 겨드랑이도 함몰되게 된다. 할스테드박사와 그의 추종자들은 이 수술을 유방암에 적용한 결과 국소적 재발을 줄이는 데 성공하였지만 생존율에는 영향을 미치지 못하였음을 깨달은 후, 그들은 더욱더 많이 잘라내는 방향으로 해답을 찾으려했다.

그리하여 흉골 밑의 내유방림프절과 어깨부위 림프절을 추가로 잘라내는, 보다 광범위한 수술을 시도하였다. 바로 이 수술이 확대 또는 초근치유방절제술이라 부르는 '영웅적'인 수술인데, 이러한 영웅적인 수술로 인해 훈장을 받아야할 사람은 기실 이렇게 대수술을 성공시키는 외과의사가 아니라 이러한 수술을 받고 견뎌내야 하는 환자이어야 마땅하다.

왜냐 하면 이 수술 자체가 워낙 파괴적인 수술이라서 부작용이 많은데다가 보통 수술 후에 방사선 치료를 겸했기 때문에 더욱 더 심한 후유증이 따르기 마련이었다.

　이 두 수술에 관해 얼마나 많은 여성들이 이러한 수술로 혜택을 받았나 헤아리기보다 몸서리 쳐질 일은 다음과 같은 결론을 내리는 데 1세기나 흘러갔다는 사실이다.
　그 결론은 이러한 흉칙한(?) 수술들은 지독한 시간낭비에 지나지 않았다는 사실이다. 다시 말하면 '만일 암이 퍼지기 전이라면 이런 수술은 불필요하고, 만일 퍼져버렸다면 수술하기에 너무 늦었고 소용이 없다.'라는 사실이다.

　영국의 외과의사인 죠지 케인스경은 1982년 사망하기 전에 기술한 책에서 1925년경부터 암세포가 림프절로 퍼지기 전에 혈액으로 퍼질 수 있다는 사실을 알고 있었다고 기술하면서, 또한 분명히 암이 있다고 생각하고 어떤 여성의 유방을 절제했는데 양성으로 밝혀진 경우가 있어서 부끄러움과 후회를 느낀다고 말했다.
　그는 이 경우를 결코 잊을 수 없다고 술회하고 암이라 하더라도 유방을 보존하는 수술, 즉 혹과 함께 주위의 유방 일부만 떼어내고 유방의 형태를 보존하면서 유방과 겨드랑이에 남아있는 암세포는 방사선 치료로 치료하는 방법을 생각해내 많은 환자에게 이 같은 방법을 적용한 다음, 추적관찰한 결과에 대해 논문을 쓰고 세계각지에 강의를 하였음에도 불구하고 아무도 2차대전 때까지 그에게 귀를 기울이거나 배우려는 사람이 없었다고 말했다.

　동료의사들로부터의 경멸을 무릅쓰고 이러한 축소수술을 하여 온 영국의 레기놀드 멀레이경과 미국의 조지 크라일박사 같은 몇몇을 제외하고는 대부분의 의사들은 흉칙한 근치수술들을 여러 방법으로 시도했다.

　할스테드 박사시대 이래로 의사들을 짓눌러 왔던 도그마에 심각하게 의문을 가지기 시작한 것은 1980년대에 들어와서이다. 불행히도 어떤 의사들은 그들의 방식이나 생각을 아직도 의과대학시절에 배웠던 것에서 탈피하지 못하고 있는 것 또한 현실이다.

　근치수술이 삶의 질에 해를 주고 생존율도 증가시키지 못한다는 요즈음의 결론에도 불구하고 드물어지긴 했지만 이 같은 야만스러운(?) 근치유방절제술이 미국을 비롯한 여러 곳에서 아직도 행해지고 있다.

　최근의 유명한 희생자는 1987년에 수술받은 레이건 대통령부인 낸시여사이다. 여기서 한 마디 언급하고 싶은 것은 미국의 대통령부인들은 불행히도 유방암에 잘 걸리는 것 같다는 것이다.

　포드 대통령 부인 베티 포드와 록펠러 부통령 부인 해피 록펠러의, 눈물과 웃음이 범벅된 얼굴로 퇴원하여 백악관으로 돌아오던 모습들을 상기해보라. 다른 한편으로 두 가지 방법의 축소유방수술들이 1940년대에 소개되어 방사선 치료의 병합요법과 함께 수십 년 동안의 고전적인 근치유방절제술과 비교, 연구되어 왔다.

이 축소수술 중 하나는 변형근치유방절제술로써 이것을 고안한 의사 페티의 이름을 따 페티수술이라고도 부르는데, 고전적인 방법과의 차이는 흉근을 보존하므로 외적추형이 덜 온다는 점이며, 어깨의 함몰이 오지 않고 가로로 절개선을 내면 가슴이 패인 옷도 입을 수가 있다는 것이다.

숙련된 의사에 의하여 수술이 행해지면 매우 훌륭한 수술이 되어 수술후에 방사선 치료의 추가 없이도 국소재발이 적다. 그러나 다른 근치술과 마찬가지로 수술한 쪽의 팔에 림프부종 림프액의 순환이 수술로 막혀 팔이 부어 있음이 올 수도 있다. 이러한 부종은 근치술을 받은 환자의 절반가량에서 오는데, 아주 심한 경우는 통증이 심하고 팔을 움직일 수 없게 된다.

또 하나의 단순유방절제술은 말뜻대로 유방조직만을 제거하고 흉근은 남겨두는 수술인데, 어떤 경우는 전체 겨드랑이의 림프절도 절제해내 변형근치유방절제술과 같이 취급하는 수도 있고 필자나 우리 나라 외과의들이 가장 많이 하는 수술이 된다. 간략하게 몇 개의 림프절만 제거해내 치료의 지침으로 삼는 경우도 있다. 만일 여기에서 제거해낸 림프절에 이미 암세포가 퍼져있다면 재발을 줄이기 위해 방사선 치료, 항암화학요법, 호르몬요법을 추가한다. 이 단순유방절제술의 장점은 근치술이나 변형절제술보다 덜 파괴적이고 추형이 덜 오며, 림프부종이 적다는 점이다. 1980년대 초반에는 이 수술이 구미에서 조기유방암의 수술로 가장 유행하였다.

종괴절제술이라 널리 알려진 부분유방절제술유방보존술은 국소절제술이나 쐐기절제술, 또는 1/4유방절제술로도 불리우는데, 이는 암으로 이루어진 혹과 그 둘레의 1cm정도되는 조직을 더불어 없앰으로써 가능한 한 보이는 암종을 없애고 동시에 손상을 적게하는 데 목적이 있다. 보통 림프절절제도 추가하고 이 수술 후에는 방사선 치료가 국소재발을 막기 위해 병행된다. 20~30년 전만해도 이러한 수술은 실험단계였고 대부분의 의사들은 암이 남거나 다른 유방에 암이 숨어 있을까봐 주저하였다.

현재까지의 연구결과20년 동안 장기추적에 의하면 장기생존율에 관한한 단순유방절제술이나 부분유방절제술이나 차이가 없다.

수술이 노리는 바는 유방의 혹을 제거하고 암의 퍼짐을 막는 데 있다. 유방에 있는 혹은 진행되면 헐고, 악취가 나고, 통증이 생겨 수술이 불가능하게 된다. 기억하여야 할 것은, 작은 혹은 작은 수술로 가능하다는 것이다. 여기에서 또 한 번 조기발견이 강조된다. 조기 유방암의 수술에는 세 가지 목적이 있다.

첫째는 유방과 주위조직에 있는 암을 제거하는 국소적 제어, 둘째로 겨드랑이의 림프절을 절제함으로써 림프절의 상태가 추가보조요법으로 다른 방법이 필요한지를 알아보고, 셋째로 모든 이용가능한 종양조직을 모아 적절한 조직학적 분석을 위해 병리검사를 하는 것이다.

최근까지 부분유방절제술이 이러한 목적들을 만족시킬 수 있나를 가지고 논란이 있어 왔으나, 유방X선 촬영과 초음파 그리고 MRI 등이 유방암 진단에 통상 이용되고 있으므로 다른 부위에 숨겨진 암은 이 방법으로 확실히 알 수 있고, 겨드랑이의 림프절을 동시에 제거하면 림프절상태도 알 수 있으며, 주위조직을 적절히 제거하면 충분한 병리검사를 할 수 있으므로 아무 문제가 없다.

유방부분절제술후 방사선 치료를 보조적으로 했다 하더라도 동측 유방에 암이 다시 생길 가능성은 항상 있지만 그 가능성은 그리 높지 않으며 5% 이하 재발시 유방을 절제해도 생존율이나 재발율은 영향이 거의 없다고 알려져 있다.

외과수술이 손쓸 수 없는 것은 이미 전신적으로 퍼져버린 암세포의 경우이다. 앞에서 말한 것처럼 진단받은 유방암의 70% 정도가 이미 이러한 상태라 할 수 있는데, 다른 추가요법이 필요하다.

그리고 암종이 크다거나 보통 4cm이상 또는 유두 밑에 있거나, 유방의 여러 곳에 암이 있는 경우, 임신초기에 발견된 유방암, 방사선치료가 어려운 질병을 가진 경우와 같은 의학적인 이유와, 유방이 작아서 부분유방절제술시에 유방전체를 절제한 것보다 오히려 보기 싫을 때, 그리고 심리적으로 환자가 부분유방절제술을 못 미더워한다면, 부분절제술보다 변형근치유방절제술이 타당한 수술이 된다.

유방절제술시대가 아직 끝이 나지 않았지만 20년동안의 근치유방절제술과 부분유방절제술과의 생존율을 비교한 결과 동일하다는 결론을 얻어 아주 드문 경우에만 이 수술이 적용되고, 보다 보존적인 부분유방절제술이 최근에는 주류를 이루고 있다.

심지어는 혹이 너무 커서 어쩔 수 없이 완전절제할 수 밖에 없을 때도 수술전에 항암제를 써서 선행항암요법 혹의 크기를 줄여 부분절제를 하는 방법으로 하고 있을 정도로 외과의사들은 유방을 남김으로써 생존율도 좋아지고 삶의 질도 좋아지기를 기대하고 있다.

유방보존술-부분유방절제술시대

대부분의 여성들은 가능한 한 유방을 보존하기를 원할 것이다. 그러나 유방보존술이 유방암의 치료방법 중 하나로 선택될 수도 있다는 사실을 알고 있는 여성은 그리 많지 않다.

조기유방암의 경우에 부분유방절제술이 근치유방절제술과 현재까지는 동등한 결과를 기대할 수 있기 때문에 20년이상 추적한 결과, 특별히 의학적으로 불리한 사항이 없다면 모든 여성은 조기에 이러한 유방보존술을 치료방법으로 선택할 수 있다.

유방보존술은 바로 부분유방절제술과 그 후 따르는 보조적인 방사선 치료를 포함하여 일컫는다.

이 방법의 목적이 유방의 파손을 적게 하여 반흔과 추형을 감소시키는 미용효과에 있으므로, 혹이 작을수록 수술결과가 좋다. 초기에는 보통 혹 크기의 상한선이 구미의 경우는 3cm이나 유방이 큰 경우에는 그 이상, 즉 4~5cm가 넘더라도 소기의 목적을 달성할 수 있다. 10여년전까지 대부분의 의사들은 환자들에게 선택권을 주지 않고 오직 유방근치절제술만을 안전한 치료법으로 주장해 왔다. 고전적인 유방절제술외의 다른 치료법을 의사에게 요구하는 것은 당돌한 것으로 비쳐졌을 것이다.

이제 부분유방절제술의 경우는 장기간 20년 이상 충분한 결과가 축적되어 큰 차이가 없는 것으로 의사들도 받아들여, 영국에서 최근 300명의 의사를 대상으로 하여 발표한 조사자료에 의하면, 1983년에는 단지 18%만이 부분유방절제술을 시술하고 있었지만 오늘날은 2/3가 시술하고 있고, 유방암의 여러 치료방법에 대해 장단점을 환자와 토론한다고 한다.

이러한 사실이 과거의 의사에 의한 일방적인 치료의 강요보다 진일보한 경향을 나타내지만, 전문적이고 난해한 설명을 환자나 환자보호자가 이해하기에는 상당한 시간이 필요하므로, 의사와 환자의 충분한 대화가 전제조건임은 물론이다.

최근 우리나라에도 조기 유방암 즉 상피내암 같은 0기나 1기 유방암이 늘어나는 관계로 유방 보존절제술이 전체 수술의 60-70%를 차지하고 있어 고무적이다.

또한 액와 림프절의 수술도 최근 조기 유방암의 증가에 따라 림프절전이가 없는 경우가 많아지게 되어 변화가 있게 되었다. 종래에는 액와림프절의 전이를 알 수 있는 방법이 없어 무조건 유방의 종양제거와 동시에 액와림프절을 절제해버리는 액와림프절 곽청술 액와부의 림프절을 거의 완전하게 제거해버리는 수술을 시행하였다. 따라서 유방암 수술후에는 림프부종과 어깨 운동 장애, 통증 등이 수반되는 단점이 있어왔다.

그러나 동위원소와 염료를 유방에 주사하여 암세포가 전이를 일으킬 가능성이 높은 림프절감시림프절이라 부른다을 액와부에서 찾아 몇 개의 림프절만을 자세히 조사하여 전이가 발견 되지 않으면 결국 액와림프절 전체에 전이가 없다는 사실에 근거하여 액와림프절 곽청술을 생략함으로써 림프부종 등 부작용을 예방하는 수술기법이 많이 적용되고 있다.

이 감시림프절 생검법은 필자가 처음 국내에 소개하여 지금은 거의 모든 병원에서 시행되고 있으며 삼성 서울병원의 경우 유방암 수술의 50%에서 시행 되고 있다.

그러나 수술전 검사에서 액와부 림프절에 전이가 확인 되거나 의심되는 경우에는 감시림프절 생검법은 생략하고 곽청술을 시행하여야 한다.

유방보존술과 방사선 치료

유방보존절제술을 한 경우에는 특별한 경우를 제외하고는 방사선 치료를 보조적으로 시행하여야한다. 그리고 방사선 치료는 일반적으로는 항암치료를 먼저하고 그다음에 방사선 치료를 하는 경향이다,

방사선 치료라 함은 방사선에서 나오는 에너지를 이용하여 질병을 치료하는 것인데, 암세포를 선택적으로 파괴시키고 정상세포는

비교적 건강하게 유지시킴을 목적으로 하고 있다.

진단목적으로 사용되는 X선 같은 저에너지광선보다 강력하고 조사량^{방사선을 쪼이는 양}과 조사빈도^{방사선을 쪼이는 횟수}를 적절히 조절함으로써 부작용을 줄일 수 있는 고에너지^{메가볼테지} 방사선을 오늘 날은 이용하고 있다.

이 방사선 치료에는 여러 가지 방법이 있는데, 환자의 상태와 암의 종류, 크기, 위치에 따라 방법이 달라진다.

일반적으로 천천히 자라는 암은 방사선에 덜 민감하여 보다 길게 많이 방사선을 쪼여야하고, 반면에 빨리 자라는 암은 민감하여 수술 없이 방사선 치료만으로도 치료할 수가 있다.

방사선 치료는 외과수술 후 유방이나 겨드랑이의 림프절에 남아있을지도 모를 암세포를 없애기 위하여 보조수단으로 이용되거나 혹은 불란서에서처럼^{불란서 여성들은 유방을 제거하는 수술에 보다 저항적이다.} 수술 없이 주 치료법으로 이용되기도 한다.

영국에서 주 치료법으로 방사선 치료가 이용되는 경우는 암이 너무 크고 이미 퍼져 수술이 별 도움이 안된다고 판단될 때이다. 어찌되었든 60년 전 라듐바늘을 사용하여 유방암을 치료하고자 한 키네스경과 비슷한 방법이 지금도 런던의 가이병원에서 조기유방암의 치료에 시도되고 있다.

즉 혹만을 외과적으로 제거한 다음 방사선바늘을 유방에 삽입하여 3~4일 동안 암이 있는 부위를 방사선으로 쪼이도록 둔다. 그리고 평상적인 방사선 치료를 유방과 겨드랑이에 쪼이도록 추가하는데, 이 방법은 미국의 여러 암센터에서도 시도되어 수술요법과 비교되고 있고 이미 '방사선 치료가 주가 되는 치료법은 조기유방암에 있어 유방절제술에 대용할만한 성적을 가진다.'는 의견이 주의깊게 거론되고 있다.

그러나 이 치료법이 유행하지 않는 이유는 무엇일까? 그 이유로는 이 치료법이 고도의 기술과, 외과의사와 방사선종양학과의사와의 밀접한 협조가 필요하고, 또한 치료법에 대한 충분한 환자의 이해가 필요한 데 유방을 보존할 수 있지만 피부색깔이나 촉감 등이 치료받기 전과 달라지기 쉽고, 재발을 하게 되면 결국 유방을 잘라내야 한다는 사실에 대한 이해 이러한 조건들의 충족이 그리 쉽지 않기 때문으로 여겨진다.

그러나 최근 조기 유방암에서 보존 절제술시에 종양을 제거한 부위에 수술장안에서 직접 방사선을 쪼인다든지 방사선 기구를 삽입할 공간을 확보하여 수술후 며칠 동안 방사선을 쪼이는 근접 방사선 치료들이 시행되어 좋은 결과들을 보이고 있다.

이들 방법은 종래 6주 이상 매일 방사선을 쪼이는 방법보다 기간을 단축시킬 수 있고 아울러 시간적 경제적 이점을 주기도 한다. 우리나라에서도 이러한 치료법의 시도가 가까운 시일 내에 시도되어 다른 치료법과 견주는 연구가 진행되어야 하리라 필자는 생각한다.

방사선 치료의 방법과 부작용

방사선종양학과 과거의 치료방사선과 의사는 환자마다 개별적인 치료계획을 우선 세운다. 치료계획을 위해 치료할 부위를 '시뮬레이터'를 이용하여 디자인한 다음 치료부위의 피부를 지워지지 않는 잉크로 표시해둔다.

이 표시는 치료가 끝날 때까지 지워지지 말도록 해야 한다. 실제로 치료를 받는 시간은 매우 짧지만 치료 전에 정확하게 방사선이 쪼이도록 자세를 잡아주는 데 시간이 많이 걸린다.

치료가 시작되면 환자 혼자 치료실에 남게 되지만 치료모습을 바깥에서 감시하고 있고 통화장치가 있어 외부와 의사소통이 가능하므로 두려워할 일이 아니다.

유방보존절제술후에 시행되는 방사선 치료기간은 보통 4주에서 6주가 걸리는데, 1주일에 닷새 동안 치료가 이루어지며 이 기간 동안 부작용으로는 피로가 오거나 메스꺼움, 그리고 기분이 가라앉는 것이 보통 일어나기 마련이다.

피부가 햇볕에 그을렸을 때처럼 빨갛게 달아오르는 데 예민한 사람은 쑤시는 통증을 느끼기도 한다. 보통 치료전에 피부에 대한 주의사항을 일러줄텐데 여기에 한 번 소개해볼까 한다.

치료부위는 절대 물을 대지 말고 크림이나 향수도 바르지 말아야 한다. 피부가 짓무르지 않았다면 베이비 파우더를 환부에 뿌리는 정도는 가려움이나 약간의 불쾌감을 없애줄 수 있는데, 만일 문제가 있으면 즉시 의사와 상의하는 것이 좋다. 이러한 때에는 침묵은 금이다라는 격언보다는 병은 광고를 많이 해야 좋은 치료법을 알 수 있다는 속담을 기억하도록…

그리고 옷은 느슨한 것을 입고 브래지어도 하지 않는 것이 좋으며, 치료중인 환부나 치료가 끝나고도 수주일 동안은 환부를 햇빛에 노출시키지 말아야 한다.

유방부위에 대한 방사선 치료만으로는 머리가 빠지지 않지만 겨드랑이의 털은 빠질 수 있고 면도를 하거나 탈취제를 쓰는 것은 금기사항이다.

이 방사선 치료기간 동안 환자는 의지가 필요하고 따뜻한 주위의 관심이 필요하며, 잘 먹고 과로하지 말며 충분한 휴식을 취해야 한다.

유방재건술

여자들은 길게 치렁거리던 머리를 미장원에서 짧게 깎아 버리는 것만으로도 서운함을 느낀다. 하물며 유방의 한쪽이 없어졌다는 사실은, 유방암환자에게는 병을 앓고 있다는 현실과 함께 심리적으로 큰 충격을 안겨주는 사건일 수밖에 없다.

이러한 충격을 어루만져줄 수 있는 방법이 유방재건술이다. 어떤 환자들은 의사가 병도 주고 약도 준다고 빈정댈지 모르지만 유방재건술로 환자의 삶의 질을 높이는 경우를 많이 목도한다. 유방재건술이라함은 유방을 떼어낸 후에 자기 신체조직이나 인공기구를 유방절제술시 또는 수 개월, 수 년 후에 유방피부 밑의 가슴에 삽입하는 수술을 말한다. 대체적으로 유방절제술과 함께 하는 경우가 시간과 비용 절약면에서 쉬우나, 어떤 의사들은 보다 미용효과가 좋고 재건술에 대한 환자의 생각이 정리되는 시기를 벌기 위해 기다렸다가 보통 1년 후에 재건술을 하는 경우를 택한다.

이 재건술은 유방을 절제함으로써 생기는 환자심리상태의 황폐를 어루만지려는 의사들의 태도변화를 의미하므로 상당한 의미를 갖는다. 왜냐 하면 최근까지도 재발의 가능성 때문에 바보 같은 짓으로 치부하는 의사들이 많았기 때문이다.

영국의 어느 통계에 의하면 1980년대 유방절제술을 받은 환자의 5%만이 유방재건술을 받았다는데, 이는 의사의 보수적 성향과 환자의 이해부족으로 분석하고 있으며 우리나라의 경우 최근 관심이 많아져 재건술이 증가하고 있다.

그렇지만. 유방재건술을 받고자하는 여성은 사전에 재건술자체가 절제하기 이전의 유방과 똑같이 될 수는 없다는 점을 인식하여야 하고 재건술에 대해 지나친 기대는 하지 말아야 할 것이다.

예를 들면 부부관계가 원만치 못한 상황에서 유방을 복원했다하여 그것만으로 관계가 개선되기를 바란다든지하면 무리일 수 있다. 반면에 자존심과 여성다움의 기준을 신체에 두고 있는 여성이라면 이 재건술 이야말로 그녀에게 많은 도움을 줄 것이다.

여성해방론자의 경우는 이러한 재건술을 남자들의 요구를 충족시키기 위한 여성의 몸부림으로 치부하고, 유방이 하나 없다해서 부끄러워할 필요가 없다고 강변할지 모른다. 또한 여성의 유방을 단순한 부속물로 해석하는 남자의사들도 있어 중년이나 노년환자의 성적관계나 용모에 무관심한 견해를 가지고 있기도 하다.

이러한 극단적인 경우를 빼고 일반적으로 생각해보면, 여성의 유방은 성적인 기능 이상의 중요한 것이며 대부분의 여성들도 그들 자신을 그 이상으로 여기기때문에 유방이 없어진 채 살아간다함은 마음에 깊은 상처를 줄 일임에는 틀림없다. 또한 구체적인 사실로서 유방절제술을 받은 다음에는 특히 유방이 큰 사람의 경우에 균형이 맞지않아 불편을 많이 느끼게 된다.

비록 브래지어 속에 삽입물을 넣어 외적으로 은폐한다하더라도 수영이나 춤을 출 때는 신경을 쓰지 않을 수 없다. 따라서 미국이나 영국에서 수술 받는 유방암환자를 대상으로 여론조사를 한 바에 의하면 이러한 재건술이 있다는 사실을 환자들에게 알려줌으로써 유방암 치료에 대한 만족도가 높아졌으며 적응력에 호전이 있었다고 한다.

실제 필자도 미국 연수시절에 70세 할머니가 유방재건술을 받는 경우를 보았다. 과연 이 할머니는 무엇을 위하여 이러한 수술을 받았을까?

유방재건술의 방법

유방재건술의 방법으로는 암의 위치, 유방절제술의 종류 그리고 주위조직의 상태에 따라 5가지 방법 중에서 선택할 수 있다.

외과의사에 따라서는 유방절제술후에 방사선 치료를 추가했을 경우, 특히 가슴주위 조직이 충분히 회복되도록 몇 개월 동안 기다린 다음 재건술을 하는 것을 추천한다. 물론 재건술 전에 외과의사에게 수술방법과 합병증, 그리고 성형효과에 대해 충분한 설명을 들어야 한다.

재건술의 목적은 떼어낸 유방자리에다 남아있는 건강한 반대편 유방과 가능한 비슷하게 새로운 유방을 만드는 것이지만, 아무리 기술이 좋다할지라도 감쪽같이 완전하게 만든다는 것은 쉽지 않다.

때로는 균형을 맞추기 위해 건강한 쪽 유방의 크기를 줄여야 할 때도 있고, 유두를 만들기가 어려워 그저 유방흉내로 가슴이 불룩 나오게 하는 수술에 지나지 않을 경우도 있다.

그럼 유방재건술의 방법을 간단히 알아보자.

■ 단순 증대

가슴과 흉근사이에 포켓을 만들어 얇은 투명실리콘막으로 감싼 부드럽고 말랑말랑한 실리콘겔(최근에는 코히시브 겔도 많이 이용되고 있다)로 만든 인공유방을 삽입하는 방법.

■■ 조직확대

유방절제수술을 할 때 단순증대를 할 때처럼 포켓을 만들어 조직확대기를 삽입하여 피부를 늘여낸 다음 실리콘 인공유방을 그 자리에 삽입하는 방법. 이 확대과정은 보통 8주가 걸리는데 이 기간동안은 고통이 있지만 결과는 좋다.

■■ 국소피판

어깨, 둔부, 복부의 피부를 유방절제부위로 옮기고 보조로 실리콘 인공유방을 삽입하는 방법.

■■ 흉배근 근육피부판

어깨와 등에 있는 근육인 흉배근과 피부를 유방부위로 옮기고 필요하면 인공유방을 삽입하는 방법.

■■ 복직근 근육피판

복부중앙에 있는 복직근과 그 위의 피부를 유방부위로 옮기는 수술방법이다. 근육피판은 근육과 피부를 혈관을 유지한채 위치만 옮기는 방법과 혈관을 완전히 떼어 현미경 수술로 이어주는 근육피판 성형술이 있다.

실리콘 인공유방은 터질 위험이 있으므로 이것을 방지하는 여러 방법이 있는데 피부 밑에 삽입을 피하고 근육 밑에 삽입하는 방법이 좋다. 그리고 유두를 만들기 위해서는 여성 성기의 피부 또는 사타

구니의 피부를 이용한다.

이러한 유방재건수술은 주로 성형외과의사들이 맡게 되므로 사전에 충분히 의사로부터 설명을 들어야 할 것이다. 특히 성적활동이 왕성한 젊은 환자는 남편의 외도에 대한 두려움이 있다면 이러한 재건술이 자신감을 찾아주는 데 상당한 도움을 줄 것이다.

■ » 종양성형수술 oncoplastic surgery

최근 대두된 개념으로서 암 수술시 미용효과를 노려 수술하는 방법을 말하며 종양제거시 수술후 상처를 고려하여 미용효과가 좋도록 절개창을 만들고 제거후 상처를 봉합시도 미용효과를 생각하여 꿰매는 수술을 총칭한다.

특히 유방암 보존절제술시 이러한 수술을 많이 응용하고 있다. 그렇다고 치료효과를 고려않고 미용만 생각하면 안된다. 우선적으로 치료효과를 극대화하면서 미용도 고려하는 수술이어야 한다.

수술 외 치료법
- 의사들은 그밖에 무슨 치료를 하는가?

이제까지 알아본 바와 같이 유방암은 환자의 나이, 월경력 및 상태, 암의 종류, 병기와 초기치료방법 등 여러 가지 요인에 의해 그 운명이 좌우되는 복잡한 질병이다. 여기에다 여러 가지 환경이나 생활요인에 따라 변화가 많아 어떤 치료를 받았다하더라도 확신을 가지고 예후를 예측함은 쉽지 않다.

따라서 세계적으로 40년 이상 현대적인 수많은 치료방법이 시도되었음에도 불구하고 의사들은 근본적으로 유방암의 변덕에 놀림을 당하고 있어 환자들에게 간결하게 설명해주기도 어렵고, 치료법을 시행하는 데도 애를 먹고 있는 것이 현실이다.

예를 들면 수술 당시에 림프절에 암세포가 퍼지지않아 예후가 좋으리라 생각되었던 경우, 30%가량의 유방암환자가 5년 이내에 재발한다는 통계는 의사들로 하여금 때로는 암세포가 우리 몸의 파수꾼인 림프절을 뚫고 혈액 속으로 스며들어 간다는 사실을 깨닫게 하였으나 왜 이런 일이 일어나고 어떻게 예방할 수 있는가는 아직도 알지 못하고 있다.

따라서 재발 위험 요인에 대한 믿음직스러운 생화학적으로 지표가 될 수 있는 물질이 없나하여 혈액, 소변 또는 다른 대사 물질들을 유방암과 연관시켜 연구들을 많이 하고 있지만 현재로서는 오리무중이다.

이 중에서 하나의 물질이 발견되어 30년전부터 치료에 이용되고 있는 것이 있는데 곧 '에스트로겐 수용체Estrogen Receptor, ER'가 그것이다.

이것은 유방암세포가 에스트로겐이라는 여성 호르몬이 암세포에 이용되도록 에스트로겐을 잡아 끄는 단백질로서 이것을 많이 갖고 있는 유방암에스트로겐 호르몬 수용체 양성이라 부름은 호르몬요법에 잘 듣고 재발을 늦게 하거나 오래 생존할 가능성이 높다. 반면에 수용체가 없는 유방암에스트로겐 호르몬 수용체 음성이라 함은 대체적으로 호르몬요법에 반응하지 않고 치료가 효과적이지 못하다.

에스트로겐 수용체 외에 프로게스테론 수용체progesterone Receptor, PgR, 인간표피성장인자 수용체 2Her-2/neu,c-erbB2, P53유전인자 등 여러 유전인자 분석도 추가하여 예후 분석및 치료에 이용되고 있다.

특히 에스트로겐 수용체와 프로게스트로겐 수용체 그리고 Her-2 수용체가 모두 없는 유방암을 3중음성 유방암이라하여 치료도 어렵고 예후가 나쁜 암으로 최근 알려져 있다.

의사들이 수술과 방사선 치료 이외에 추가로 다른 치료이것을 보조요법이라 함를 고려하는 경우가 두 가지 있다.

하나는 유방과 액와림프절 너머에 분명한 전파가 없다 할지라도 병리소견과 병기로 미루어 보아 지금은 확실히 알 수 없지만 이미 몸 속에 숨어 있는 암세포가 있어 미세전이라 함 훗날 재발 가능성이 높을 경우에 대비해 미리 숨어 있는 암세포를 억제할 필요를 느낄 때이다.

이러한 보조요법은 대체적으로 의사들간에 많은 연구결과를 토대로 합의가 이루어져있는데 림프절에 전이가 있는 폐경기 이전 여성에는 항암화학요법이 보조요법으로 유효하고 폐경기 이후 여성에는 호르몬요법, 주로 타목시펜이라 불리우는 항에스트로젠이 효과가 있는 것으로 알려져 있다.

폐경기 이전 여성에게 타목시펜이 효과가 있는지, 폐경기 이후 여성에게 보조화학요법의 효용성이 있는지와 림프절 전이 없는 유방암에도 보조요법이 유효한지에 대해서는 의사들의 의견도 서로 엇갈리고 있다.

또 하나는 유방암을 치료한 후 얼마있다가 재발을 한 경우에 더 이상의 전파를 막기 위해 치료하는 방법인데 이때는 환자의 나이보다 재발부위에 따라 치료법이 좌우된다.

즉 뼈나 국소에 재발 수술한 유방부위에 재발이 있는 경우 이 일어난 경우 에스트로겐 수용체가 양성이라면 호르몬요법이 잘 듣고 폐나 간에 전이되고 에스트로겐 수용체가 음성이라면 항암화학요법이 훨씬 유효하다. 그러나 이러한 결론도 유방암의 다양성 때문에 대체적으로 하는 이야기일 뿐 반드시 그렇다고 단순화시킬 수 없다는 데에 의사들의 고민이 있다.

그래서 의사들은 장기적으로 보아 생명연장이 가능하다거나 최소한 재발을 확실하게 늦출 수 있다고 확신이 서지 않을 때는 전이가 확실치 않은 건강한 유방암환자에게 추가 치료를 하지 않으려 한다. 그러나 종래 겨드랑이 림프절에 전이가 없는 경우에 전신미세전이도 없다고 간주하여 보조요법을 하지 않았던 경향이 있었는데 1989년 권위있는 의학잡지인 뉴 잉글랜드 의학잡지에 실린 여러 편의 논문에 의해 림프절에 전이가 없다하더라도 보조요법을 하는 경향으로 추세가 바뀌어가고 있다.

따라서 이러한 혼란스러움은 의학상식이 없는 당사자인 환자나 보호자에게는 더더욱 이해하기 어렵다고 할 것이나 최선의 치료는 환자본위의 의학적인 합리성을 가진 치료가 아닌가 한다.

근래에 들어 새로운 항암제가 많이 개발되고 적극적인 보조치료 방법들이 개발 됨으로써 유방암의 장기 생존율도 많이 향상되고 있다. 가끔 의학적인 상식을 벗어나 민간치료나 정신심리치료에만 의존하려하는 환자들이 있는데 이는 바람직한 자세가 아니며 현대의학의 혜택을 최대한 누리면서 진인사대천명盡人事待天命의 자세가 필요하다 하겠다.

그리고 최근에는 유방암 조직에 분자 생물학적인 방법을 응용해 세포의 유전자 구성을 분석하여 개개인 유방암의 예후를 예측하고자 하는 연구가 많이 발표 되었다. 마침내 이러한 검사Mammaprint, Oncotype Dx가 상용화 되어 개개인 유방암 환자의 예후를 예측할 수 있고 맞춤치료가 가능한 시대로 접어 들고 있는 것이다.

용어풀이

여기에서 잠깐 독자들의 이해를 돕기 위해 자주 쓰이는 암치료의 용어에 대해 설명을 해야겠다.

보조요법 즉 보조화학요법이나 보조호르몬요법, 보조방사선요법 등에서 쓰이는 '보조'라는 뜻은 원래의 암에 수술 같은 근치를 목적으로 하는 주된 치료를 하면서 동시에 항암화학요법, 호르몬요법 또는 방사선요법이나 면역요법을 추가로 하는 경우를 말한다.

전신요법이라는 말은 암의 치료를 암이 발생한 부위만을 치료하는 것이 아니고 이미 암이 전신으로 퍼져 있다는 가정하에 몸 전체를 치료하는 경우를 말한다.

대증요법 이라는 말은 암이 재발하여 뼈나 다른 기관에 전이가 일어나 통증이나 구토 등 여러 증세가 나타날 때 그 증상을 완화시키기 위한 치료를 할 경우를 일컫는다.

병합요법은 수술, 방사선 치료, 호르몬요법 그리고 화학요법, 면역요법 등 여러 가지 치료법을 동시 또는 순차적으로 일차 치료나 재발 치료로 사용하는 경우를 말하는데 집학적치료와 같은 의미로 쓰인다.

호르몬내분비요법

1885년 스코틀랜드의 외과의사인 빗슨이 두 명의 진행된 유방암 환자에게 난소 절제수술을 하였더니 얼마 동안 유방암이 진행되지 않고 좋아지는 것을 발견하여 의사들은 이때부터 유방암이 호르몬과 관계가 있으리라는 사실을 알게 되었다.

정확하게 무엇 때문인지 어떤 방법이 제일 효과적인지는 지금도 잘 모르고 있고 근본적인 이론이 전부는 아니지만 유방암의 많은 경우가 호르몬에 의존하는 암이라는 설이다.

과거에 호르몬요법은 여러 호르몬을 만들어내는 기관을 제거하는 수술요법 즉 먼저 난소를 제거하고 난소는 폐경기 전 여성에게는 호르몬의 주요 근원지이다. 또 악화되면 부신을 없애고 부신은 콩팥위에 위치하는 작은 삼각형꼴의 호르몬을 만들어 내는 기관인데 폐경기 후 또는 난소절제술후에는 주로 여기에서 호르몬이 만들어진다. 마지막으로 뇌속의 뇌하수체 우리 몸의 내분비기관을 통제하는 뇌속에 존재하는 기관를 떼어내는 대수술도 감행하였지만 오늘날은 부신절제술이나 뇌하수체절제술은 약물치료로 대치할 수 있어 거의 하지 않고 있다.

그리고 폐경기 이전 여성의 경우에 과거에 하던 난소절제 수술대신 여성호르몬자극호르몬억제제를 주사하여 폐경을 유도하거나 방사선으로 대신 하기도 한다. 이렇게 폐경전 여성의 경우 조기인공폐경에 대해 의사들이 무시하는 경향이 있는데 여성의 입장에서 보면 그렇지 않아도 암에 걸렸다는 사실이 두려운 데다가 홍조가끔 화끈하고 몸이 달아오르는 증상나 불안, 초조 같은 폐경기증상과 여성으로서의 구실 즉 임신능력의 상실에서 오는 심리적 갈등을 힘들게 겪어야 하는데 마땅히 동정과 이해가 필요할 것이다.

여기에는 같은 여성들 즉 간호사나 여성보호자의 따뜻한 보살핌과 도움이 많이 필요하다.

전술하였던 타목시펜이라는 약이 폐경기 전 여성에게 효과가 있는지는 의사들 사이에 논란이 있겠지만 폐경기 후 여성에게는 아주 효과가 있는 약이다.

많은 논문에 의하면 액와림프절에 전이가 있는 폐경기 후 여성에게 보조요법으로 이 약을 썼더니 확실히 재발률은 낮아지고 생존율이 높아진다는 사실들이 밝혀지고 있어 보통 수술후 5년 복용을 하며 이러한 결과는 고무적이라 아니할 수 없다.

최근에는 폐경전 여성에게도 타목시펜은 효과가 있다고 보아 재발억제제로 5년동안 권장 되고 있다.

의사들이나 일반대중은 사실 암 치료에 있어서 미미한 진전만

발표되어도 무슨 획기적인 발전이 이루어져 완치법이 발견된 것처럼 흥분하기 쉬운데 아직 암치료는 해결해야 할 일들이 많아 요원한 느낌이다.

그러나 현재 암환자들 입장에서는 만일 새 치료법이 부작용과 위험이 적다면 지푸라기 같은 희망일지라도 희망을 가져보는 것이 나무랄 일은 아닐 것이다.

타목시펜은 화학요법과 비교해 볼 때 독성이 적고 부작용이 적으며 있다하더라도 그리 심하지 않다.

만일 폐경기 전 여성이라면 홍조, 체중 증가, 냉대하증 등이 가장 흔한 부작용일 것이고, 보다 심각한 부작용으로는 혈관이 막히는 혈전증이 문제가 될 수 있다.

또한 자궁내막암의 발생이 있을 수 있어 복용중 산부인과 검진이 필요하다. 그리고 경구용 알약이므로 복용이 간편하여 1970년대에 개발된 가장 획기적인 암치료제로 들 수 있다.

이 약은 재발한 유방암의 치료제로 가장 먼저 추천할 수 있고 최근에는 유방암을 예방하는 기능에 대한 연구도 진행되어 예방효과가 인정 되어 있다.

또한 과거에는 여성에게서 여성 호르몬을 생산하는 난소나 부신을 수술로 절제하는 수술요법이 유행한 적이 있었는데 요즈음은 호르몬을 억제하는 약제가 개발되어 수술을 대신하는 항호르몬제의 투여가 수술후 보조요법으로 또는 재발한 유방암의 치료로 사용되고 있다.

폐경후 여성에는 부신호르몬 억제제_{아로마타제 억제제}들이 최근 여러 가지 개발되어 타목시펜보다 훨씬 치료효과가 좋다는 보고가 많아 타목시펜대신 복용이 권장 되고 있으며 타목시펜 5년 사용후 추가로 5년동안 투여한 성적이 재발 억제 효과가 있다고 알려져서 연장요법도 추천 되고 있다. 물론 이러한 호르몬요법은 유방암 조직에 호르몬 수용체_{에스트로겐, 프로게스테론 수용체-여성 호르몬이 세포에 작용하기 위하여 달라붙을 수 있는 착륙장같은 곳}가 양성이어야 사용할 수 있다.

부작용으로는 관절통과 골다공증이 있어 주의를 요한다. 이러한 항호르몬제는 항암화학요법시에는 병용하지 않고 방사선 치료시에는 병용할 수 있다. 따라서 보조요법으로 사용할 경우에는 항암화학요법이 끝난 다음 처방한다.

항암 화학요법

과거 30년 동안 항암화학요법은 줄곧 상승세로 신장되어 왔다. 항암제란 세포의 정상 대사과정을 방해함으로써 암세포를 살지 못하도록 하는 약물로서 처음에는 단독제재가 사용되다가 점차 암과 우리 몸에 작용하는 기전을 이해함에 따라 여러 제재를 병합하는 병합요법이 암에 대한 반응률을 높이고 부작용을 줄일 수 있다는 두 가지 목적을 두고 유행하기 시작하였다.

또한 투여기간도 연구되기 시작하였는데 이는 오래 항암제를 사용하면 할수록 환자에게 부작용이 심해지므로 중요하다. 그리고 항암제는 처음에는 이미 진행된 암에 암을 치료하기 보다는 억제할 목적으로 사용되었다가 현재는 수술이나 방사선 치료 같은 치료수단 후 즉시 투여하여 보조요법으로 많이 이용되고 있다.

최근까지 쏟아져 나온 대부분의 연구결과들을 보면 폐경기 전의 젊은 여성들이 폐경기 후의 여성보다 훨씬 보조항암요법의 성과가 좋은 것으로 나타나고 있다.

화학요법은 암덩어리에서 혈관으로 떨어져 나오는 암세포들을 공격하여 이러한 보조전신치료의 효과를 얻을 수 있는데 비록 정확한 과정은 아직도 잘 모르는 부분이 많지만 평소 잠잠히 숨어있던 전이된 아주 미세한 암세포가 혹을 떼고 나면 오히려 자극이 되어 자라나려는 경향이 있는데 아주 일찍, 적기에 항암제를 투여하면 쉽게 이들 암세포를 없애 버릴 수 있으리라는 주장을 일부 학자들은 말하고 있다.

그러나 불행하게도 이들 항암제들은 어떤 정상적인 세포들 특히 다른 세포들보다 분열을 빨리하는 세포들 혈액세포, 머리털, 골수세포 그리고 입의 점막세포도 공격하여 빈혈, 감염, 탈모, 오심, 구토, 설사, 방광염 그리고 손끝이 저리는 증상들이 나타나게 된다. 그러므로 항암제를 투여할 때는 규칙적으로 혈액 검사를 하여 빈혈과 백혈구감소증을 미연에 방지하여야 하며 이런 백혈구 감소증에는 백혈구 성장인자 등을 주사로 맞아 회복수 있다.

또한 심리적인 우울증과 성욕감퇴 같은 증상도 나타날 수 있으며, 오심이나 구토 탈모가 나타나는데 가발을 맞추거나 두건을 쓰는 방법을 사용하고 오심이나 구토에는 항구토제를 사용할 수 있다.

그리고 이러한 부작용은 모두가 동시에 같은 정도로 나타나는 것이 아니고 개인차가 있으며 약물의 투여가 끝나면 그 부작용도 사라진다는 사실을 명심하여 힘들더라도 일정기간 참아내면 될 것이다.

따라서 환자들은 이러한 항암화학요법을 받을 때 궁금한 사항들에 대해 주치의에게 알아보도록 노력할 일이다.

　유방암 수술 후 보조화학요법은 보통 두가지나 한가지 약을 주사하는데 대략 6개월까지의 기간이 소요된다. 따라서 이 기간 동안은 주치의사와 긴밀한 관계를 유지하여 부작용과 전신 건강 상태에 대하여 유의하여야 한다.

대증 방사선요법

국소적 재발이란 처음 수술 당시에 암이 있던 부위 즉 유방주위의 피부나 다른 조직에 부지불식간에 남아있는 작고 인지할 수 없는 암세포의 덩어리가 다시 자라나는 상태를 말한다. 보통 수술상처를 따라 외부로 튀어 나오는 작은 혹이나 내부에 자리 잡는 덩어리로 나타난다.

이러한 국소적 재발은 원래 암의 재발이면서 동시에 전이성 암으로도 생각할 수 있다. 처음 치료가 무엇이었든 5~10%의 유방암 환자에게 국소재발이 나타나는데 빨리 손을 쓴다면 보통 짧은 방사선 치료로 치료될 수 있다.

이러한 재발은 당하는 환자에게는 쇼킹한 일로서 특히 처음 수술을 받고 주치의로부터 암이 통째로 제거되었다는 말을 들었던 환자들에게는 더욱 실망을 주는 일일 것이다.

물론 이렇게 암이 전부 완전히 제거될 수 있다는 사실은 우리 모두가 희망하는 희망 사항이고 실제로도 많은 예에서 일어나고 있으나 누구에게나 일어나는 것은 아니다. 따라서 환자들은 이러한 재발

가능성을 항상 생각하고 있어야 하며 재발의 위험이 전혀 없는 것처럼 잘못 알고 있을 일이 아니다.

필자의 생각으로는 의사가 "제때 수술이 되었습니다.", "초기였었어요." 또는 "암이 전부 없어졌습니다." 라는 말을 함부로 사용할 일은 아니라고 생각한다. 국소재발을 예방하기 위한 최선의 방법으로는 여러 가지로 의학적 의견이 갈라진다.

전통적인 방법으로는 여러 가지 수술방법, 예를 들면 단순 유방절제술 또는 부분 유방절제술, 그리고 근치유방절제술 후에 보조로 방사선 치료를 추가하는 방법이 있다. 그러나 이들 방법들도 림프부종 같은 부작용을 초래할 수 있어 모두 안전한 방법은 될 수 없다.

따라서 일부 의사들은 국소재발을 100% 피할 수 있는 치료법이 없으므로 두고 보다가 재발이 일어날 때 방사선 치료를 이용하는 작전을 쓴다.

국소재발 이외에도 몸의 다른 부위에 전이될 때 즉 뼈 같은 곳에 전이가 있어 통증이 있을 때 방사선 치료가 이용되기도 한다.

어떠한 치료가 유방암의 치료로 선택되든지 간에 중요한 원칙은 쓸데없이 신체의 방어기능을 파괴하지 않도록 노력하는 것이다.

요즈음 유행하는 보존적 치료의 근거도 국소적으로 손상을 적게 줌에 있다. 방사선 치료도 마찬가지여서 주의해서 적용해야 하는데 꼭 필요할 경우에만 사용하여야 한다.

소수의 의사들만이 근치절제술 후 방사선요법을 이용하는 이유는 대부분의 의사들이 정상적 기능을 가진 림프절들이 방사선 치료로 인해 파괴됨으로써 일어날 장기적인 부작용을 두려워하기 때문이다. 비록 앞으로도 림프절과 다른 면역기능간의 관계에 있어 밝혀져야 할 부분이 많지만 암에 근접한 림프절들이 면역학적인 기능을 가지고 있으리라는 사실은 분명하여 암세포와 싸우고 최소한 성장 강도와 크기가 어느 정도 이들에 의해 통제되다가 결국은 암세포에 의해 정복되리라는 가정은 가능하다.

화학요법 같은 전신요법은 이러한 면역학적인 파괴가 더더욱 일어날 공산이 크다. 현재 장기 치료가 단기 치료보다 유리하지 않다는 증거는 많이 있다. 따라서 면역학과 암과의 관계는 아직 미지의 부분이 너무 많고 치료방법으로 등장하기에 많이 미흡하지만 명심하여야 할 것은 이러한 면역이 인간이 만든 것이 아니고 자연 치유능력에 근본을 두고 있어 결국 언젠가는 각광을 받을 가능성이 높다는 것이다.

유방암에 이용되는 면역요법은 결핵 B.C.G.요법, 레바미졸이나 폴리 A-폴리 B, 인터페론 같은 면역약제를 이용하는 방법들이 시도되었으나 효과가 현저하지 않아 실제 임상에는 널리 이용되지 못하고 있다.

표적치료

최근 암치료에 획기적인 변화를 일으킨 방법이 표적치료제의 개발이다. 이 표적치료제는 암에 대한 분자생물학적인 변화에 대한 지식이 발달되면서 암세포의 대사과정에 이상을 초래하는 약제들을 개발하게 됨에 따라 가능하게 된것이다. 그 대표적인 약이 허셉틴 Herceptin이다.

이 약은 유방암 세포에 있는 세포성장인자인 인간상피세포성장인자 Her-2/neu, c-erbB2에 대한 단일 클론항체이다. 이 약은 모든 유방암에 효과가 있는 것이 아니고 유방암 환자의 약 15~20%에 나타나는 Her-2 유전자 과발현증폭을 보이는 경우에만 효과가 있어 유방암세포의 성장인자를 항체가 달라붙어 성장을 억제하는 항암작용을 한다.

이 허셉틴은 심장에 부작용이 나타날 수 있어 항암제중 심독성이 있는 제재와는 같이 사용하지 않는다. 또한 허셉틴과 유사한 약제로 라파티닙Lapatinib도 개발되어 있다. 그리고 유방암 세포의 성장에 필요한 혈관내피세포 성장인자VEGF에 대한 단일클론항체도 개발되어 재발한 난치성 유방암에 쓰이고 있다.

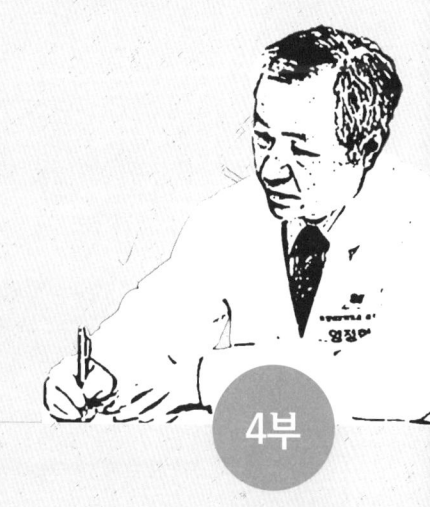

4부

유방암 환자들의 몸과 마음

치료초기의 감정

유방암의 진단이 확실해졌을 때 어떤 여성에게나 이러한 정황은 충격적인 사건이 될 것이다. 유방X선 촬영으로 혹이 있다고 판정되면 그녀는 감정의 동요를 느끼게 되고 점차 여러 가지 정밀검사를 하게 되면서 긴장과 절망의 증폭을 겪게 된다. 이러한 공포는 만일 의사들이 그녀의 감정에 무관심하거나 너무 바빠 이야기 할 시간을 주지 않는다면 더욱 더 깊어지게 된다.

그리하여 그 환자는 암이 이미 그녀의 몸안에 도사리고 있어 그녀의 생명을 노리고 있다는 현실에 직면해야 한다. 우리들 중 아무도 이러한 생명에 위협을 느끼게 되는 사건에 직면하기 전까지는 정작 어떻게 대처해야할지 그리고 진단 이후에 어떠한 방법으로 처신해야 하는지를 상상할 수 있는 사람은 없을 것이다.

보통은 암이라는 소식을 들었을 때 종종 '이런 일은 나한테 일어날 수 없다. 나는 그렇게 재수가 없는 사람이 아니야.' 라는 회의로 시작하는 감정의 갈등을 갖게 된다. 많은 여성들은 '암'이라는 말을 듣는 순간 의사가 덧붙이는 말의 어느 것도 들리지 않았다고 회고한다. 문자 그대로 그 순간에는 그들은 귀머거리요 벙어리가 된다.

죽음에 대한 공포가 그들을 덮어버리고 곧 수술을 받을 것이라는 수술에 대한 공포나 통증, 거부, 모멸감 그리고 장래에 대한 불안 같은 다른 공포감들이 더욱 이러한 감정들을 부채질할 것이다.

'나는 어리둥절해서 내 귀를 의심했어요. 이런 일은 나한테 일어날 수 없는 일이라고 생각했죠. 주위 사람들이 먼 나라 사람처럼 느껴졌고 그들의 떠드는 소리가 도무지 확실하게 들리지 않았어요. 내가 어떻게 집으로 돌아왔는지 모르겠어요.' 라고 어느 환자는 의사로부터 암에 대한 통고를 받는 순간을 표현했다. 그녀도 다른 대부분의 환자들처럼 그녀를 기다리고 있는 나쁜 소식을 아무 준비없이 혼자 병원으로 찾아가 들었음에 틀림없다.

이러한 경우는 치료를 하는 의사에게도 해당되는데 암이라는 말이 환자에게 얼마나 심한 정신적인 충격을 일으키는가를 대부분의 의사들이 이해하고 있는 오늘날에도 환자들이나 보호자들에게 퉁명스럽게, 더 심한 경우에는 마치 환자의 잘못인양 암이라는 사실을 환자에게 통고하는 것은 참 잔인한 일이다.

'당신의 유방은 이제 떼어 내야 합니다.' 라는 의사의 말이 환자에게는 얼마나 혹독한 말인가? 환자 당사자가 아니면 이해할 수 있을까? 보통 의사들의 질병관에서 볼때 이러한 사실은 다음과 같은 맥락에서 이해될 만하다.

의사는 질병을 알아내고 그 정도를 파악한 다음 메스로 잘라내버리면 치료는 끝나는 것이고 그럼으로써 환자에 대한 의사의 의무를 다했다고 믿는 점이다. 아마도 이러한 의사들의 감정은 의과대학 시절부터 몸에 배인 냉정함에 기인하는 것으로 이해되야 할 것 같다. 만일 의사가 너무 환자에 동정적이 되도 판단을 흐릴 수 있으니까말이다. 의사, 간호사 그리고 다른 치료요원들에게 환자들의 감정 변화를 이해해 주고 두려움, 나약함, 절망감 그리고 불만을 마음으로부터 우러나는 태도로 감싸주는 자세가 필요함은 당연하다.

의사들에게서 볼 수 있는 또 다른 태도는 모든 것이 잘 될거라는 온화한 말투를 구사하는 경우인데 '당신은 걱정할 필요 없습니다.' 라든가 '완치가능성이 90% 정도 됩니다.' 라고 수술전에 환자에게 말함으로써 사실 환자를 안심시키기 보다 의사 스스로를 암에 대한 공포에서 방어하는데 주력하는 듯하다고 함은 너무 지나친 표현일까?

보통 의사들이 환자들에게 확신감을 안겨주거나 도움이 되기보다는 환자들에게 무언가 속이고 있다든가 오히려 의문만을 안겨 주는 경우가 종종 있다. 이 점은 우리 의사나 간호사들이 반성해야 할 점이다. 때로 의사들은 바쁘기 때문에 일일이 환자나 보호자에게 한가하게 의학강의를 할 시간이 없다고 변명할지 모르지만 외국에선 카운슬러나 정신과의사들이 관여하여 이러한 환자들의 감정동요를 어루만져주고 의문점을 해소하려 노력하고 있다는 점을 귀감으로 삼아야 할 일이다. 환자의 정신적인 치료도 결국 신체의 치료와 함께 중요함은 누구나 동의할 것이다. 따라서 대화communication,연민 compassion, 관심concern의 3C가 암환자를 돌보는 사람들에게 꼭 필요한 3대요소인 것이다.

치료 중과 치료 후에 느끼는 감정들

유방암으로 진단을 받고 치료를 받는 중에 또는 그후에 느끼게 되는 심정들을 일반적인 이야기로 표현한다는 것은 너무 경박한 일일지 모른다. 그리고 개개인이 느끼는 감정에는 많은 차이가 있을 것이다. 그러나 중요한 것은 이러한 감정들은 진솔하고 중요한 것이므로 주저함 없이 표현되야 하며 자신에게 최선의 방법으로 소화시켜야 한다는 것이다.

유방절제술을 받아야 할 환자들은 대부분 수술을 받고 나면 남편이 어떠한 반응을 보일까 걱정을 한다. 혹시 남편이 그녀에게 흥미를 잃어 함부로 대하거나 바람을 피울까봐 걱정을 한다. 그리고 일찍 죽게 되어 자식들의 성장한 모습을 못 볼까봐 조바심이 일게 된다. 만일 환자가 독신이라면 이제는 결혼을 못할 것이라고 걱정하게 된다.

이미 남편을 사별한 노인이라면 더 이상 살고 싶지 않다는 절망감을 느낄 것이다. 비교적 외로운 처지에 있는 경우이면 더욱 외로움과 고독함에 시달릴 것이다. 설사 가족과 친구들이 따뜻하게 보살펴

줄 수 있는 행복한 처지의 환자일지라도 고독함을 느끼는 것은 필연적일 것이고 그들이 자기를 동정하는 눈초리에 스스로 참기 어려워 그들을 경원시하는 태도를 보일 수도 있다. 이러한 자신외의 사람에 대한 감정이 처음에는 밖으로 표출되었다가 후에는 자기 자신에게로 감정의 몰입이 일어나게 된다.

"왜 하필이면 나한테 암이 생기는가?"라는 분노가 자기 자신에 대한 감정의 발로로써 나타나게 된다. 아이 갖기를 바라는 젊은 여성이나 아이들을 기르고 규범있는 생활을 하고 있는 주부는 이러한 불공평한 재난에 말할 수 없는 분노를 느끼게 된다. 이러한 분노는 대상을 필요로 하며 그 대상은 종종 가까운데 있는 의사나 간호사가 되기 쉽다.

의사나 간호사같이 평소 긴장상태에 젖어 있는 사람들은 그러한 급작스러운 공격적 행동에 자칫 방어적인 자세로 또는 꾸짖는 자세로 잘못 상대하게 되어 비난과 학대 그리고 거부와 금단으로 이어지는 감정의 악순환이 환자에게 일어날 수 있다.

이러한 이유에서 치료에 바쁜 의사가 직접 이런 상태에 대처하기보다는 다른 사람, 예를 들면 훈련된 카운슬러나 환자의 가족 또는 유방암을 경험한 다른 환자가 도움이 될 수 있을 것이다.

그리고 이러한 분노는 긍정적으로 이용하면 견딜 수 없는 긴장상태를 진정시킬 수 있는 방편이 되고 의사나 간호사와의 관계가 보다 신뢰를 가지게 되어 환자로 하여금 투병의 의욕을 가지게끔 하는 전기가 될 수도 있다.

　암이라는 잔인한 사실을 환자가 알았을 때 물론 분노를 느끼겠지만 애매한 말이나 행동을 의사가 보이는 것도 환자에게 의심만 살 뿐 별로 도움은 되지 않는다. 환자가 치료방법에 대하여 자세한 설명을 들은 다음 유방절제술에 대해 동의를 한다할지라도 미심쩍은 부분이 남아 있다하면 그것은 바람직한 일이 아닐 것이다.

　우리나라 환자의 관행은 외국의 경우와는 많이 달라 환자 자신보다는 보호자즉 남편이나 자식들와 상의하여 수술을 결정하는 수가 많고 암이라는 진단도 본인에게는 숨기는 경우가 많았지만 이제는 의학상식이 많이 퍼져 있어 아무리 유방암이라는 사실을 숨기려해도 유방절제를 받고 외래를 다니다 보면 스스로 본인의 병이 유방암이라는 사실을 알게 되므로 굳이 환자에게 의사나 가족들도 진단을 숨길 필요는 없을 것 같다. 보다 환자에게 솔직히 대함으로써 환자가 의사에게 신뢰를 갖는 경우가 환자의 치료에 도움이 될 때가 많다.
　반면에 고압적인 자세로이러한 경우는 수련 과정의 젊은 의사들에게서 종종 볼 수 있다. "별로 걱정할 일은 아니요. 그렇지만 당신은 수술을 받아야 합니다. 그러니 여기 수술 동의서에 사인해 주세요." 라는 태도는 바람직하지 않다.
　필자가 미국에 있었을 때 그곳 병원의 의사가 한시간 정도나 시간을 할애하면서 환자에게 병과 수술방법에 대해 설명하는 광경을 보면서 그들의 진지한 태도에 감명을 받았는데 지루한 의학강의를 할 필요야 없겠지만 보다 애정어린 자세한 설명은 환자를 설득해서 치료에 협조적으로 만드는 데 필요할 것이라 여겨진다.

만일 악성의 의심이 많은 데도 숨기려고 양성 혹이니 수술하면 낫는다고 수술을 하여 환자가 계속 양성이라 생각하고 추가치료를 안 받는다든지 후일 암이라는 사실을 다른 사람을 통해 알았을 때 환자는 더 이상 의사를 믿으려하지 않을 수도 있다.

가능하면 정직하게 환자를 대하는 것이 중요하다.

수술방식에 있어서도 동결절편을 이용하여 조직생검을 하고 그 즉시 병리진단을 내려 한 번에 유방절제술을 하는 것이 영구절편을 이용한 조직검사를 일차로 하고 며칠 후 다시 유방암이라는 확진을 얻은 다음 이차로 유방절제술을 하는 것보다 환자에게 충격도 줄이고 체념을 빨리 오게 하며 경제적이라는 장점을 가지고 있어 우리나라에서는 유행하고 있지만 구미에서는 진단의 정확성 결여와 환자가 마음으로 준비할 여유를 박탈함으로써 환자에게 너무 잔인하다 하여 후자를 선호하는 경향이 있다.

대부분의 여성에 있어 유방절제술로 말미암아 유방의 한쪽을 잃게 된 후 슬픔 속에서 헤어나기 위해서는 상당한 시간이 필요하다. 특히 젊은 여성의 경우 남편으로부터 버림을 받을까 걱정을 하고 아이들로부터 경원당할까 초조해 하며 감히 수술상처를 자세히 보려하지 않는다. 혹자는 죄의식에 사로잡혀 왜 나에게 이런 몹쓸 병이 걸렸을까? 과거에 무슨 잘못을 했길래 이런 힘거운 형벌이 나에게 내려졌을까? 라는 근심과 후회 속에서 시간을 보낸다.

그러나 종종 의사들의 잘못된 편견에서 나쁜 음식, 나쁜 생각 그리고 나쁜 생활태도로 인해 이러한 유방암이 생겼다고 환자의 탓을 하는 경우가 있을 수 있지만 이는 근거가 희박한 이야기에 지나지 않는다.

현재 이 순간까지 아무도 확실하게 유방암이 왜 어떻게 생기는지 알지 못한다. 물론 폐암과 같이 흡연이 원인으로써 확실해진 경우가 있기는 하지만 아무도 현재로써 환자를 나무랄 근거를 갖고 있지 못하다. 환자는 나약한 희생자에 지나지 않으므로 그들을 나무라는 태도는 결코 바람직하지 못한 일인 것이다.

대화—의사의 역할

대체적으로 환자들은 병의 진단에 대해 의사에게 속임을 당하거나 우회적인 언질을 받거나 또는 서로 상반된 혼란스러운 답변을 얻게 되면 그 후부터는 설사 진실을 말하여도 의사를 믿으려하지 않는다. 여기에 암을 치료하는 의사의 고민이 있다.

가령 유방암 수술 후 의사가 이제 혹이 전부 제거 되었다고 말했는데 훗날 재발이 있었을 때 환자는 심한 배신감과 분노를 느끼게 될 것이다.

암을 환자에게 알려주어야 되는가 또는 숨겨야 되는가는 의사들 사이에 많은 논란이 있어 왔다. 어떤 경우에는 환자의 입장이 오히려 부러울 정도로 의사는 때로 힘든 직업이다. 아무도 암같이 치명적인 병을 앓고 있는 환자와의 대화가 쉽다고 경솔하게 표현할 수 없을 것이다.

의사가 암치료를 전문으로 선택한 이상 가능하면 정직하여야 하고 환자를 그저 별난 암 세포덩어리로 볼 것이 아니라 흥미있는 증상을 가진 인간으로 보고 환자와 더불어 문제를 해결하는 파트너로 인식하여야 한다. 즉 나무를 보지 말고 숲을 보자는 말이다.

유방암 환자는 암이라는 진단이 붙으면서 여성다움, 사회적 관계 그리고 인생조차도 곤경에 처해 버린, 깊이 상처받고 있는 고립무원의 외로운 인간이다. 그녀가 비록 갑자기 비인간적인 병원에 갇혀 힘없고 나약한 존재가 되었지만 단순한 호기심이나 멸시의 대상이 아닌 하나의 인격체로 대우받기를 원한다. 물론 여성 모두가 진실을 알기를 원하거나 당장 알기를 원하지는 않는다.

어떤 환자는 "자세히 말해주시지 않아도 됩니다. 당신이 최선을 다하고 있다는 것을 믿고 당신한테 맡길 따름입니다." 라고 말할 것이다. 이것은 그 환자 나름대로의 적응방식이므로 존중하여야 할 것이다.

이러한 방식은 부정의 형태로서 아마도 심리적인 아픔을 무디게 하기 위한 스스로의 충격이나 위기를 처리하는 방법의 하나일 것이다. 어떤 환자는 더 나아가 암에 걸린 사실을 믿지 않고 의사를 의심하여 이 병원 저 병원으로 전전하는 경우도 볼 수 있다.

이 경우도 환자 나름대로의 적응방법이므로 사실을 사실대로 받아들이도록 서두를 필요나 강요할 필요는 없다고 본다.

또 우리나라 환자에게 흔히 볼 수 있는 형태로서 마음속으로는 자기가 암이라는 사실을 짐작 하면서 차마 의사의 입에서 암이라는 진단이 나오는 것을 두려워하여 최소한 지금 현재로는 의사에게 병명을 묻지는 못하고 옆의 가족이나 보호자에게 넌지시 물어 보는 경우도 있다.

대부분의 보호자들은 이러한 경우에 종양이라고 하거나 양성이라고 하여 얼버무리는 경우가 많은데 이보다는 의사에게 직접 설명을 듣도록 하거나 암이라는 사실을 알려주는 것이 옳다고 필자는 생각한다.

왜냐 하면 통계에서 볼 수 있는 바와 같이 환자들의 많은 수가 진실을 알기를 원하고 암이라는 사실을 알아야 치료에 보다 적극적이 되며 스스로 생을 정리하고 설계할 기회를 가질 수 있다는 이유에서 더욱 그러하다.

어떤 의사는 환자와의 직접대화를 피하고 보호자와의 대화만을 고집하는 경우도 있는데 이것은 바람직하지 않다고 여겨진다.

의사는 되도록 환자의 의문에 보다 솔직해야 됨은 물론 환자의 심중에 있는 질문까지도 헤아릴 줄 알아서 환자에게 신뢰와 의지 그리고 희망을 가지게 하여야 마땅할 것이다.

가슴으로부터 우러나오는 행동과 말이 환자에게 인격체로서의 위엄을 느끼게 해줌과 동시에 의사의 위엄도 갖출 수 있는 것이다.

관심―남편의 역할

유방을 절제한 환자들, 특히 젊은 사람들이 느끼는 감정의 전형적인 예는 성적인 매력의 상실감이다. 그래서 남편으로부터 버림을 받으리라는 피해의식에 스스로 사로잡히기 쉽다.

이러한 감정이 어떤 때에는 사실일 경우도 있으나 대부분의 경우에는 환자 스스로의 지레 짐작이고 기우일 경우가 많다. 남편도 물론 그의 아내가 유방암이라는 몹쓸 병에 걸렸다는 사실에 충격을 받겠지만 환자에게 잘못 오해를 받을까봐 또는 환자를 자극할까봐 병에 대해 또는 환자에 대한 관심을 애써 숨기려 하는 경우가 많다.

미국의 의사인 버니 시겔이 쓴 '사랑, 의사 그리고 기적'이라는 책을 보면 의사의 헌신적인 관심과 따뜻한 마음이 환자에게 얼마나 도움이 되는가가 나타나 있고 영국의 스테픈 그리어 박사가 연구한 결과를 보면 암과 싸우려는 적극적인 사고의 환자가 이제 자기의 생은 끝났다는 식의 비관적인 사고의 환자보다 훨씬 오래 생존한다.

이 사실이 시사하는 바는 의사와 남편 그리고 주위 사람들의 환자에 대한 관심과 의지가 얼마나 환자의 예후에 도움이 되는가를 새삼 생각하게 할 것이다.

　암에 지지 않으려 하는 의지가 굳은 사람일지라도 치료 중에는 심리적으로 여러 번 비관적인 생각에 젖어 들 수 있다. 암이 완치가 되어 암세포가 의학적으로 이미 그의 몸을 떠났음에도 불구하고 마음에서는 결코 떠나지 않는 경우는 흔히 있을 수 있다.

　이러한 경우에 주위 친구나 가까운 사람의 부음을 듣게 되면 전과 달리 자기 자신의 죽음만큼이나 슬퍼진다. 그리고는 자신의 삶이 더욱 소중히 느껴져 세상이 더욱 아름답고 장밋빛으로 느껴지며 마음은 들뜨게 된다. 그러다가 또 얼마가 지나면 다시 우울증이 찾아오기도 한다.

　이러한 감정의 굴곡을 암이라는 질병이 그 환자에게는 누구도 대신 할 수 없는 그 자신만의 병이므로 주위 사람이나 의사는 이해를 충분히 하여야 할 것이다.

　그리하여 그들에게 아프기 전보다 더 정감어린 관심을 기울여 줌으로써 그들이 질병을 극복하여 새로운 인생을 영위하도록 보람을 일깨워 주어야 할 것이다. 우리 속담에 있는 "긴병에 효자 없다."는 말보다는 "백지장도 여럿이 맞들면 낫다."는 말을 새겨보면서 말이다.

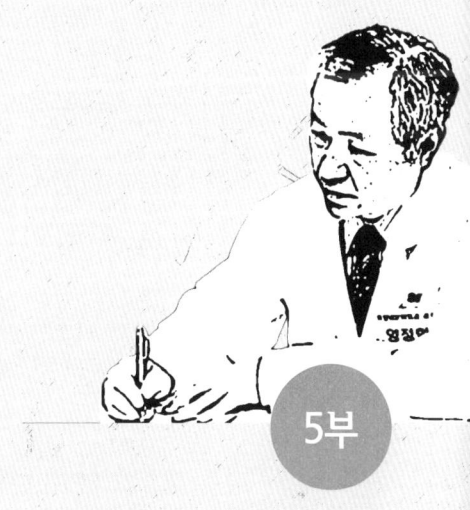

5부
도움이 있는 곳

유방암 환자들이 도움을 받을 수 있고 필요한 정보를 얻을 수 있는 곳으로 유방암 환자들의 모임이라든지 간호카운슬러 또는 암에 관한 전문 정보공급 기관이 있는데 쉽게 전화, 팸플렛 그리고 책자를 통해 접할 수 있다. 이 책도 이러한 지식전달에 조금이라도 도움이 되고자 쓰여 졌음을 상기시키고자 한다.

수술후 관리

병원에서의 회복 과정

　유방절제술을 받은 다음 하루쯤 경과한 후부터 환자는 식사를 할 수 있고 침대에서 일어나 혼자 화장실에 가고 의자에 앉아 있도록 의사는 권장한다.

　이때 수술부위로부터 흘러나오는 조직액이나 피를 빨아내는 튜브가 달려있게 되는데 이는 며칠 지나면 보통은 제거하게 되므로 별로 신경쓸 필요가 없으며 단지 유방이 제거된 쪽에 통증과 조이는 감 그리고 균형이 깨져 유방이 남아있는 쪽으로 어깨가 기운다는 느낌을 가지게 되는데, 특히 이러한 느낌은 유방이 큰 경우에 더 느끼게 된다. 그리고 하루 이틀이 지나면서 의사들은 절제한 쪽의 팔 운동을 시작하도록 권할 것이다. 처음에는 통증이 유발되므로 괴로워할지 모르나 팔과 어깨의 근육을 빨리 운동시킬수록 후일 팔의 근육이 굳어 운동에 제한을 받는 후유증을 피할 수 있다.

　수술 받은 다음날은 손을 쥐었다 폈다 하는 가벼운 운동을 하고 다음날은 머리를 빗는 운동을 한 다음 사흘째부터 하루 3~4회씩 반복하여 다음의 방법으로 팔운동을 하며 퇴원 후 집에 가서도 계속하여야 한다.

팔운동방법

유방절제술을 받은 다음 팔운동은 다음 요령으로 하는데 처음부터 너무 무리를 할 필요는 없고 조금씩 조금씩 운동량을 늘려가도록 한다.

1) 머리 빗질하기 : 침대에 앉아 수술 받은 쪽의 손으로 수술 받은 쪽으로부터 시작하여 머리 전체를 빗질한다.

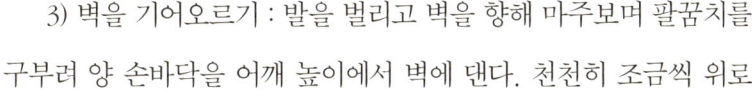

2) 신문지 구기기 : 신문지를 여러 장 테이블위에 올려놓고 수술 받은 쪽의 팔꿈치를 테이블위에 놓아 신문지를 한 장씩 완전히 구겨 간다. 이 운동 대신 고무공을 손에 쥐고 주무르는 운동을 서서 하여도 손과 팔의 근육을 강하게 하는 똑같은 효과가 있다.

3) 벽을 기어오르기 : 발을 벌리고 벽을 향해 마주보며 팔꿈치를 구부려 양 손바닥을 어깨 높이에서 벽에 댄다. 천천히 조금씩 위로

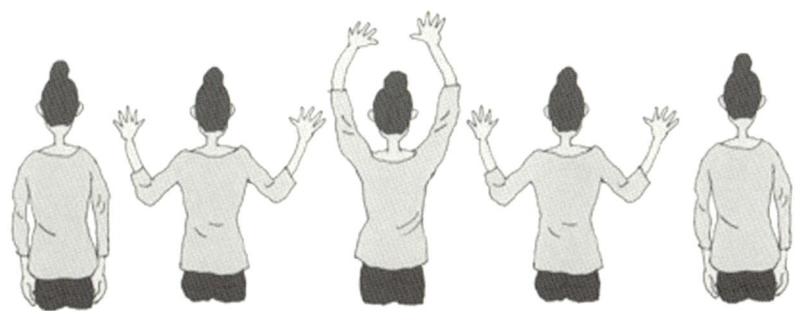

팔이 완전히 펴질 때까지 벽을 기어오르는 동작을 한 다음 처음 상태로 다시 내리고 하기를 여러 번 반복한다.

4) 줄 돌리기 : 적당한 길이의 줄을 문손잡이에 매단 다음 문에서 서너걸음 떨어져 줄을 수술받은 쪽의 손으로 강하게 잡고 반대편 손으로는 가볍게 감싸 팔목과 손목을 구부리지 않은 상태로 원을 처음에는 작게 시작하여 점점 크게 그리면서 돌린다.

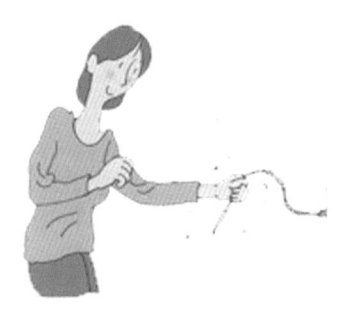

그리고 이외에도 양손에 지팡이를 들고 허리를 구부려 추가 흔들리는 것처럼 이쪽저쪽으로 흔드는 운동을 한다든가 줄을 샤워걸대나 철봉대에 걸고 줄다리기 하는 운동을 한다든지 여러 가지가 있는데 명심할 것은 절대 무리하지 말아야 한다는 것이다.

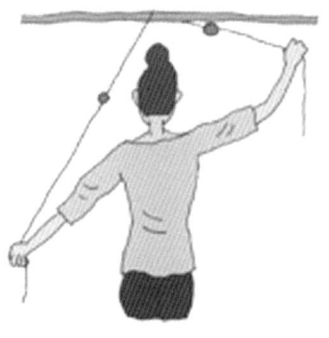

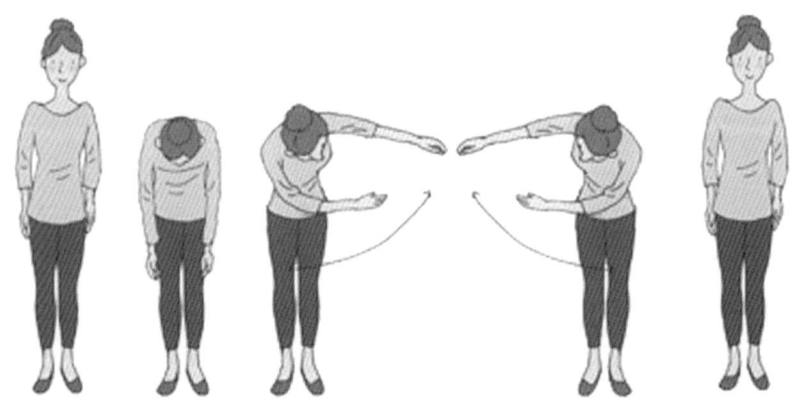

또 세탁물을 빨래 줄에 건다든지 선반위의 물건을 내린다든지 창문을 닦는 집안일도 운동의 한 방법이 된다. 그러나 집안 일 중 무거운 것을 든다든지 민다든지 또는 잡아당기는 일은 피하여야 한다. 타이프를 친다든지 뜨개질 같은 가사일도 좋은 운동이 된다.

유방절제환자의 주의사항

유방근치수술로 인해 액와림프절이 제거됨으로써 또는 방사선치료 후에 수술 받은 쪽에 가끔 림프부종임파액의 순환이 잘 안되어 팔이 붓는 현상이 발생하는데 다음사항을 주의하여야 한다.

1) 주사, 채혈, 혈압측정, 예방주사 등은 수술 받은 쪽 팔을 가능하면 피하여야 한다.
2) 손과 팔을 긁히거나 데이거나 베이지 않도록 주의하여야 한다.
3) 집안일이나 정원 일을 할 때 느슨한 장갑을 끼고 일을 하도록 한다.
4) 일광욕은 피하여야 한다.
5) 바느질할 때 골무를 항상 끼도록 한다.
6) 겨드랑이를 면도할 경우에는 전기 안전면도기를 사용하도록 한다.
7) 수술 받은 쪽으로 무거운 쇼핑백이나 가방을 들지 않도록 한다.
8) 앉아 있을 때는 팔을 소파나 의자 위에 올려 놓는다든지, 누워 있을 때는 베개 위에 팔을 올려놓고 잔다든지 하여 항상 수술

받은 쪽의 팔이 당신의 가슴보다 위에 있도록 노력한다. 만일 조금이라도 세균 감염의 징후 발적, 동통, 부종, 발열가 보이면 즉시 의사에게 보이고 치료를 받도록 하여야 한다. 만일 림프부종이 심해지면 탄력붕대로 팔을 감싸는 보조요법을 사용할 수 있다.

퇴원 후 집에서의 회복과정

짧게는 일주일 남짓부터 길게는 한달의 입원기간을 거쳐 퇴원을 하게 되면 집과 가족의 포근함이 새삼스레 고맙게 느껴질 것이다. 집에서 생활을 하게 되면 쉽게 피로해지고 짜증스러워지기 쉬운데 이는 결코 바람직하지 못하다. 이러한 현상을 피하려면 무엇인가 열중할 일을 만들어서 잡념을 없애도록 노력할 일이다.

즉 직장이 있는 사람은 곧 직장으로 돌아가 근무하고 아이들이 있는 주부는 보다 열심히 아이를 돌보도록 하고 가사 일이 많은 주부는 능동적으로 일을 찾아 열심히 살아볼 일이다. 이럼으로써 유방암이라는 병을 잊을 수 있고 주위로 부터의 소외감도 극복할 수 있다. 그리고 퇴원 후 규칙적으로 의사가 하라는 대로 정기검진을 받도록 할 일이다.

수술후에도 요리, 걸레질이나 집안청소등 일상적인 생활에 지장이 없으며 골프, 수영, 에어로빅등 전신 운동도 가능하며 따로 피할 운동은 없다.

다만 수술한 쪽 팔은 가급적 무거운 것을 들지말고 채혈을 하는 경우 상처를 입는다든지 하면 림프부종의 우려가 있으니 주의하여야 한다. 물론 액와부 림프절을 제거했을 경우에 해당하고 감시림프절 생검을 한 경우는 크게 주의할 필요가 없다.

퇴원후 환부에 장액수술후 림프액과 혈액이 상처에 고인다.이 고이면 몇번 병원에 와서 주사기로 뽑으면 된다. 그리고 환부에 감염이 없으면 물로 씻어도 괜찮다.

항암치료는 대개 수술후 상처가 아물면 2~3주 시작하게 되고 항암치료와 방사선 치료는 심한 부작용 때문에 동시에 할 수 없으며 일반적으로는 항암치료를 먼저하고 끝난다음 방사선 치료를 하게 된다. 방사선 치료만 하는 경우도 수술후 2-3주부터 시작 하게 된다. 항암치료나 방사선 치료는 대개의 경우 통원치료로 하게 된다.

수술후 부부생활은 얼마든 가능하다. 항암치료로 인해 조기 폐경이 온 경우 성교통이나 출혈이 우려 되므로 크림이나 윤활제를 사용할 필요가 있다. 그리고 원만한 부부 생활을 위해서는 남편의 따뜻한 이해와 애정이 더욱 중요하다. 유방암이라는 괴팍한 친구와 평생을 같이 지내야 할 부인을 위해 남편은 가장 믿음직한 동반자가 되어야 할 것이다.

유방암 환자의 임신은 상태에 따라 다르지만 적어도 수술후 2~3년 최소 1년 정도 이상은 피하는 것이 좋다. 항암치료중이거나 방사선 치료 그리고 호르몬 요법중에는 피임을 하여야 한다. 타목시펜을 복용중에는 3개월이상 끊은 상태에서 임신을 하여야 태아에게 해가 없는 것으로 알려져 있다.

재발의 가능성

유방암이 재발한다 하더라도 빨리 발견하여 치료하면 성공적으로 치료될 수 있다. 필자의 환자 중에도 재발 후 7년이 경과해 현재까지 생존해 있는 경우도 있다.

재발 환자는 대개 수술 후 첫 3년 이내에 환자의 60%가 재발하고 다음 2년 내에 20%, 그리고 나머지는 5년 이후에 재발한다. 따라서 첫 5년 동안은 재발에 대해 특히 주의하여야 한다.

필자의 경우는 환자들에게 수술 후 첫 3년 동안은 3개월마다 다음 2년 동안은 6개월마다 5년 후는 1년마다 별일이 없어도 병원에 와서 진찰을 받도록 권하고 있다.

추적관찰시 전문의들은 신체검진과 함께 종양표지자_{종양재발시 나타나는 혈액성분}를 측정하는 피검사와 유방엑스레이촬영, 초음파, 컴퓨터촬영_{CT}, PET_{양전자방출단층촬영} 등을 정기적으로 시행한다. 이러한 추적 검사는 생존율 자체를 높일 수는 없고 재발을 모두 미리 알 수는 없지만 치료가능한 재발을 빨리 조기 발견하여 병이 커지기전에 쉽게 치료하여 생명연장에 기여할 수 있는 장점이 있다.

다음과 같은 증상이 있으면 꼭 의사에게 말하도록 하여야 빨리 재발유무를 알 수 있다.

1) 수술받은 유방부위 또는 건강한 쪽 유방에 혹이 만져지거나 비후, 염증이 있을 때 또는 쇄골상부나 목에 혹이 만져질 때

2) 어깨, 가슴, 허리, 골반에 계속 통증이 있을 때

3) 계속되는 기침이나 쉰 목소리가 나타날 때

4) 수일동안 계속되는 오심, 구토, 설사, 속쓰림 등 소화장애가 있을 때

5) 식욕감퇴나 체중 감소가 있을 때

6) 생리주기나 생리양이 변화할 때

7) 어지러움, 두통, 시력약화, 보행장애 등이 나타날 때

그러나 이러한 증상이 꼭 재발을 뜻하는 것은 아니고 감기, 관절염, 폐경기 증상으로 올 수도 있으므로 꼭 의사에게 보여 감별을 받도록 하여야 한다.

통상적으로 재발부위는 수술한 유방 주위의 피부, 림프절 또는 목 주위 림프절 같은 국소재발이 제일 많고 그 다음이 골반뼈, 척추, 갈비뼈 같은 뼈 전이 그리고 폐, 간, 뇌등의 장기 전이가 주를 이룬다.

전이 장소에 따라 항호르몬요법, 방사선 치료, 항암제 그리고 수술등을 적절하게 선택하면 치료효과를 거둘 수 있다. 수술하지 않은 쪽 유방에도 암의 발생율이 매년 1%정도로 있으니 검진을 게을리 하지 않아야 한다.

재발을 방지하기 위하여 비만은 절대 좋지 않으니 적당한 운동

루 30분 이상, 일주일에 5일 이상, 산책이나 사이클링, 등산,수영 등 전신 운동을 해줌으로써 체중을 적정하게 유지하고 식사는 지방분은 되도록 적게 싱싱한 야채나 두부나 두유같은 콩 제품을 많이 들도록 권하고 있다.

술도 좋지 않다. 유방절제부위에 성형수술을 하지 않은 환자는 브래지어 안에 넣는 실리콘으로 만든 인공유방을 사용하여 몸의 균형을 잡도록 하는 것도 바람직하다. 그리고 환우회동병상련의 유방암 환자 모임같은 모임에서 서로 서로 어울리며 스트레스를 해소하는 것도 좋은 방법이다. 그리고 낙천적인 사고를 가지도록 노력 할 일이다.

유방암이 당신의 생활을 앗아가기 보다는 당신에게 잠깐 휴식과 변화를 가져왔을 뿐이라는 것을 명심하여야 할 것이다.

보완 대체 요법

암이 워낙 난치병으로 여겨지는 까닭에 정통적 치료법인 외과적 수술, 방사선 치료, 항암제 치료 등에도 불구하고 재발하는 경우에 딱히 좋은 치료 방법이 없어 막막한 환자들이 많아서 소위 보완대체 요법들이 많이 존재 하고 있는것이 현실이다.

명상요법, 웃음치료, 요가, 침, 봉침요법, 아로마요법, 비타민 등 건강식품 등과 같은 많은 보완 또는 대체 요법들은 때로는 환자들에게 심리 안정효과를 줌으로써 삶의 질을 향상시키는 효과를 기대할 수 있지만 정통치료를 거부하고 전적으로 이러한 보완 대체 요법에 의지하는 것은 바람직하지 못하다. 대부분의 보완요법은 의학적으로 효과가 입증되지 못하여 주의를 요한다.

유방암에 대한 잘못된 상식

1 유방암은 가족력이 진단에 중요하기 때문에 가족력이 있는 사람만이 걸리나?

진료시 가족력을 파악하는 것은 어떠한 질병에도 중요하다. 유방암만 유독 가족력을 보는 것은 아니며, 실제로 유방암으로 판명받은 환자들 중 대부분은 가족력이 없었다. 그러나 가족력은 유방암 전체 환자의 5-10%에서 있고 유전자 검사중 BRCA 1이나 BRCA 2의 변이가 발견되는 가계는 유방암의 발생율이 높아 조기검진과 예방책이 필요하다.

2 유방의 크기가 크면 유방암이 잘 걸린다?

크기와 암의 발병과는 아무 상관이 없다. 그렇지만 비만과 유방암의 발생은 관련이 있다.

비만한 사람은 유방암이 잘 걸릴 수 있다.

3 가슴확대 수술을 하면 유방암 검사, 또는 수술이 어려울 수 있다?

수술시 삽입하는 보형물로 인해 검사/수술을 어렵게 할 수 있다.

하지만 가슴확대 수술시 삽입하는 보형물은 유방조직과 별도로 삽입하기 때문에 검사/수술을 아예 하지 못하는 것은 아니다. 특별한 조작과 MRI검사등을 추가하면 유방암을 발견할 수 있으며 수술은 자가근육으로 성형시 경우에 따라 어려움이 있을 수는 있다.

4 음주와 흡연은 유방암 발병에 영향을 주지 않는다?

알코올과 유방암은 관련성이 높다는 증거가 많다. 흡연은 상반된 결과들이 있어 결론을 내리기 어려우나 청소년기의 흡연, 간접흡연은 위험도를 증가시킨다는 연구결과가 있다.

5 마른 사람(정상 체중 미만)은 유방암 발병 빈도가 낮다?

비만이거나 고지방, 육류, 고칼로리 섭취가 많을수록 유방암 발병 빈도가 높긴 하지만 마른 사람이라고 해서 유방암 발병이 낮다는 것은 아니다.

6 남성은 유방암에 걸리지 않는다?

여성에 비해 발병률이 낮아서이지 남성도 유방암에 걸린다 전체 유방암의 1%. 따라서 남성도 유방이 커지거나 혹이 만져지면 빨리 병원에 가야한다. 특히 남성유방암은 병원을 늦게 찾아 진행되어 완치가 힘든 경우가 종종 있다.

7 나이가 어리거나 미혼일 경우에는 정기 유방검진이 필요하지 않다?

생리가 시작된 여성, 특히 20세 부터는 미혼일 경우에도 자가 검진이나 유방진찰이 반드시 필요하다. 특히 최근 우리나라에는 유방암이 미혼이거나 젊은 여성에게 많이 발생하고 있다.

8 유방에 혹(덩어리)이 만져진다고 해도 암은 아니다?

유방혹의 대부분은 섬유선종, 낭종, 섬유낭종변화 등이나 이러한 양성 혹도 암으로 발전할 가능성도 있으므로 혹이 만져질 경우에는 빨리 검사를 하여 암이 아니라는 것을 확인하고 정기적으로 검사를 해야 한다.

9 정기검진에서 유방암 검진상 정상이라고 하면 걱정하지 않아도 된다?

정기검진시 포함되어 있는 유방암 검진은 단순유방 X-선 촬영이 대부분이다. 하지만 유방을 진단할 수 있는 검사는 X-선 촬영을 포함하여 유방 초음파, 유방 MRI, 세포검사, 조직검사 등 정밀검사가 있으므로 정상이라고 해서 안심하지 말고 이상이 있다고 생각되면 다음 정기 검진까지 기다리지 말고 빨리 추가검사를 받아야 한다.

10 유방이 아파야 유방암이고 통증이 없으면 암이 아니다?

보통 유방에 통증이 있으면 유방암이 아닐까하여 걱정을 하고 통증이 없는 혹이 만져지면 오히려 안심하고 있다가 낭패를 보는 경우를 종종 본다. 유방암은 오히려 통증이 없이 혹이 만져지는 경우가 대부분이며 10%에서 통증을 동반한다. 여하튼 유방에 통증이 있든 없든 혹이 만져지면 병원을 찾을 일이다.

유방암치료의 희망

전이, 재발암을 이겨낸 여성의 사례

그 환자를 외래에서 처음 진찰한 것은 지금부터 10년 전 어느 날이었다. 당시 나이는 58세, 슬하에 장성하여 출가한 아들이 하나 있었다. 그리고 남편과 단란한 가정을 이루고 다복하게 살아가고 있던 중 2년쯤 전부터 좌측 유방 겨드랑이 쪽에 만져지기 시작한 호두만한 혹을 무심히 지켜보다가 마침내 어른 주먹만하게 혹이 커진 다음에서야 병원을 찾아왔다.

왜 이제야 찾아왔느냐고 물어보니 10년쯤 전에 같은 쪽 유방에 밤알만한 혹이 있어 어느 개인병원에서 조직검사를 받았었는데 양성종양으로 판명된 적이 있어 그것이 재발했으려니 하는 지레짐작도 갔고, 늙은이가 남편이나 아들에게 유방에 혹이 만져진다고 병원에 가 진찰을 받아보겠노라고 말하기도 쑥스러워서 숨기고 있었다 한다.

좌우지간 의사라면 누구나 특별한 진찰을 하지 않아도 첫눈에 유방암의 가능성을 생각하리만큼 돌같이 딱딱한 덩어리가 피부와 밀착되어 만져졌다. 겨드랑이에서 림프절이 여러 개 만져진 것도 물론이었다. 이렇게 되면 이미 3기에 접어든 유방암이다.

유방암 3기라면 보통 완치가 힘들고 거의 3년 이내에 재발하며 5년 생존가능성은 30% 내외라서 사실상 절망적인 상황이었다.

병리조직검사결과는 점액성세포로 이루어진 유방암이었다. 여기에서 한 가지 부연하고 싶은 것은 유방암에도 병리 조직학적으로 따져보면 여러 세포형태가 있다는 것이다. 가장 흔한 형태는 침윤성 관암菅癌, ductal carcinoma 또는 엽葉, lobular 세포암이다. 그 외에도 여러 형태의 암이 단독 또는 혼합형으로 존재하므로 유방암이라 해도 모두 같은 것은 아닌 것이다.

그때만 해도 아직 수술 전에 항암요법이나 방사선 치료를 하여 혹을 줄이는 치료가 유행하기 전인지라 그래도 수술에 기대를 해보자고 보호자를 설득하여 바로 유방근치절제술을 시행하였다.

수술 후 추가로 보조화학요법으로 항암제를 세 가지 병용하여 투여하는 도중 5개월쯤 되어 아니나 다를까 수술 부위에 콩알만한 혹이 다시 잡혀 조직검사를 해보니 유방암의 재발이 분명하였다. 추가로 방사선 치료를 하면서 항암화학요법을 계속하기 1년, 환자의 고생은 말이 아니었다. 항암화학요법의 부작용으로 밥맛을 잃고 구역질과 구토, 머리카락이 빠지고 입안이 헌 데다 가끔 백혈구가 감소되어 열도 나고 입원 격리도 여러 번 경험하였다.

병원 문만 들어서도 약냄새가 나기 때문에 주사 맞기 전부터 구토하기 일쑤였다. 그래도 이런 항암제 덕택이었는지 수술 후 2년까지는 국소재발 외에는 별일이 없었다.

그러나 2년이 지나자마자 반대편인 오른쪽 겨드랑이에 땅콩알만한 림프절이 두 개 만져져 조직검사를 한 결과 유방암세포가 발견되었다. 반대편 겨드랑이로 전이轉移가 일어난 것이다. 이제 유방암은 말기인 4기로 접어들었다고 보아야 했다.

이런 경우에는 잔여 생존기간을 일년 내외로 보아도 거의 틀림이 없을 정도이다. 이때 수술 반대편 부위에 다시 조그마한 혹들이 나타났는데 이들에 대하여 호르몬수용체검사를 의뢰한 결과 양성으로 나와 호르몬치료를 하기로 하여 타목시펜tamoxiren이라는 항에스트로젠제제를 복용시켰다.

이렇게 2년간 치료를 하는 동안은 잠잠하다가 다시 수술 부위 훨씬 아래쪽인 좌측 명치 부위에 엄지 손가락만한 혹이 만져졌는데 또 재발한 것으로 이번에도 역시 수술로 제거한 다음 호르몬제인 에스트로겐제제를 투여하였다. 이 에스트로겐제제는 유방암을 일으키거나 악화시키는 역할을 할 수 있다는 이론도 있지만 경험적으로 폐경기 여성에게는 재발성 유방암에 효과가 있는 경우가 있어 흥미로운 약품이다.

좌우지간 이러기를 일년 남짓, 더이상 재발의 징후가 없어 약을 끊고 관찰을 하기 2년 이제 완치가 되었다고 좋아할 즈음이었다. 즉 유방절제수술 후 7년이 되었을 무렵 기침과 가래가 한 달째 계속되어 처음에는 감기인 줄 알고 무심코 지나다가 가슴 X-레이를 찍어 본 결과 전이성으로 보이는 결절 서너 개가 폐肺 가운데에 나타났다. 이것을 의사들은 눈덩이 모양의 결절이라 부르는데 마치 눈싸움 할 때 던지는 눈뭉치같이 동그란 모양의 하얀 덩어리가 검정색으로 폐 가운데 나타났던 것이다.

이제 암과의 긴 싸움에 마지막이 가까워 온 것으로 의사인 나는 판단하고 보호자들에게 길어야 잔여수명기간이 6개월 정도일 것이니 마음의 준비를 하고 마지막으로 항암제 치료를 기대해 보자고 하였다.

이런 폐전이의 경우 항암제에 반응을 보일 가능성은 30% 정도 남짓에 수명연장은 1년 정도를 보는 형편이다. 좌우지간 보호자와 환자가 동의하여 처음 썼던 항암제와 다른 5가지 종류의 항암제를 매주 주사하고 투약을 한 결과 2개월 후부터 결절이 사라지기 시작하여 6개월이 되면서 완전히 사라져 신기하게도 완치되어 버렸다.

환자와 가족의 기쁨은 말할 것도 없었고 의사인 나도 놀랄 따름이었다. 그래도 안심이 되지 않아 항암제를 1년 정도 계속 투여하고 완치상태임을 확인한 다음 항암제를 끊었다.

수술 후 10년째 되는 해 말까지 건강하다가 다시 기침이 두 달째 계속되고 숨이 가빠 가슴을 체크하였더니 이번에는 늑막에 물이 고여 늑막염 증세가 나타났다. 이 때 늑막액 검사에서 유방암세포가 다시 나타나 늑막전이가 일어났다. 여러 차례 입원하여 늑막액을 뽑고 늑막액에 치료제를 집어넣어 지금 6개월이 지났는데 재발없이 정상생활을 하고 있으니 그야말로 5전 6기의 오뚜기 같은 인생 승리라 여겨지는 경우이다.

　암과의 투병생활 10년을 보내고 있는 환자나 가족의 심정은 오죽하랴만은 그 사이에 치료를 포기하고 싶은 갈등이 수십 번은 되었으리라 추측되지만 이런 경우가 바로 현대의학을 믿고 스스로 포기하지 않은 환자의 집념의 결과라 여겨진다.

　의사인 내 입장에서는 의사를 믿고 따라준 환자나 가족들이 고맙고 치사를 들을 때마다 송구할 따름이다. 이분이 언제까지나 건강하시기를 비는 마음 항상 간절하며 유방암에 꺾여 자신을 잃어가는 환자들에게도 이 환자분을 예로 들어 용기를 북돋아주고 있으며 이 책을 읽는 환자분에게도 더불어 많은 용기와 격려가 되었으면 한다.

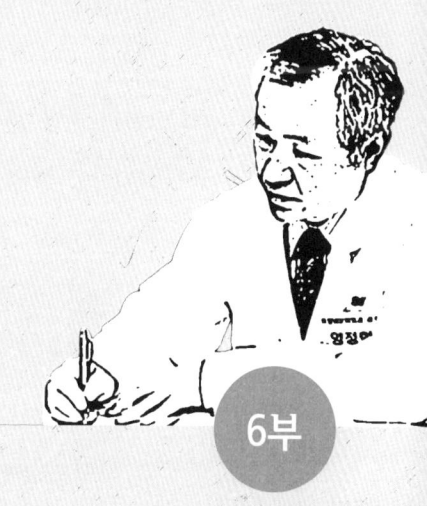

6부

건강하고 아름다운 유방을 위하여

당신, 유방이 이상한 것 같은데…

"검사 결과가 나왔는데… 예상한대로 유방암입니다."

유방암이라는 말이 내 입에서 떨어지자, 내 앞에 앉아 있는 부부는 서로의 두 손을 꼭 잡아쥐었다. 남편은 눈에 띄게 떨고 있는 아내의 손을 토닥이며 "괜찮아, 괜찮아" 라고 속삭여 주었다. 내가 보기엔 남편도 부인 못지않게 놀란 듯싶었지만, 그는 애써 자신의 감정을 진정시키고 있었다. 남편은 헛기침을 크게 한 후 내게 물었다.

"상태는 어떻습니까? 심각합니까?"

"아닙니다. 다행히 초기 중에서도 초기라서 종양도 아주 작습니다."

"그러면…?"

"유방을 보존하면서 치료를 할 수 있을 것 같습니다."

순간, 두 사람의 눈에서 모두 광채가 빛났다. 그녀는 눈물을 글썽이며 "감사합니다."라는 말을 연발했고, 남편의 눈시울도 붉어졌다. 나는 기분좋게 말을 이어갔다.

"제게 고마워하실 일은 아니죠. 환자분께서 발견하신 거나 마찬가지인데. 정말 운이 좋으십니다. 어떻게 이상을 느끼셨는지는 모르지만, 이 상태로 발견된다는 것이 흔한 예는 아닌데요."

"그게…남편이 이상하다고 처음 말을 해주어서요…"

"남편께서요?"

"예. 그리고 서점에서 책을 사갖고 와서 한 번 해보라고 하더라구요. 혼자서도 유방에 문제가 있는지 알 수 있는 방법이 있다구요."

"아, 유방자가진단법을 말씀하시는 거군요?"

이는 남편의 사랑으로 초기에 유방암을 발견한 경우다. 남편은 아내의 유방이 평소와 다르게 느껴지자, 유방에 대한 정보를 찾아서 아내에게 가져다준 것이다. 이러한 남편의 섬세한 배려 덕분에 유방자가진단법을 알 수 있었고, 문제점을 발견한 것이다.

이렇듯 유방자가진단법은 전문의가 아닌 일반 여성이 직접 자신의 몸을 관찰하는 것이기는 하지만, 유방암 조기발견을 위해 매우 유용한 방법으로 손꼽히고 있다. 암이 작고 또 덜 퍼져있을수록 조기발견의 효과는 크다. 증세가 초기일수록 환자의 신체에 주는 충격을 최소화하며 수술할 수 있는 가능성은 점점 커지게 된다.

유방자가진단법의 가장 큰 장점은 여성 스스로를 자신의 유방 모양과 촉감에 익숙하게 만들 수 있다는 것이다. 평소 자신의 유방에 대한 지식이 있으면, 유방의 이상 유무를 확인하기 쉽고, 월경시의 부종이나 압통 같은 습관적인 증상에 당황하지 않는다. 또한 여성이 신체의 이상을 노출하는 데에 대한 망설임을 극복하고 의사와 상의할 수도 있다.

여기서 유방자가진단법에 대해 알아보자. 유방자가진단을 할 때에는 거울 앞에 서서 또는 침대 위에 누워서 하는 것이 일반적이다. 아직 익숙하지 않은 초심자에게는 목욕 중에 하는 것을 권하기도 한다.

유방자가진단은 한 달에 한번씩 자신에게 편안한 시간을 잡아 규칙적으로 하는 것이 좋다. 보통 젊은 여성의 경우 생리가 끝나고 2~3일 후, 폐경 이후의 여성은 매달 1일이나 마지막 날에 검사한다. 검사할 때 체크할 사항은 유두 분비물, 유두 함몰, 피부 함몰, 좌우 대칭 유무, 응어리 유무, 겨드랑이의 응어리 유무이다. 앞에서 이미 설명하였지만 중요성을 강조하기 위하여 또 한번 중복 설명한다.

눈으로 관찰

1 우선 허리까지 옷을 벗고 거울 앞에 선다. 이때 팔은 힘을 주지 말고 자연스럽게 내려뜨린다. 그리고 주의깊게 유방의 크기나 모양, 좌우가 어떻게 다른지 살펴본다.

2 양팔을 머리 위로 천천히 올리면서 유방을 관찰한다. 팔을 머리 위에 두고 손은 깍지를 껴서 앞쪽으로 당기면서 주의깊게 거울을 보며 유방의 윤곽에 이상이 있는지 살펴본다. 그리고 유두를 내려다 보며 위치나 모양에 이상이 있는지 본다.

3 손을 깍지낀채 팔을 천천히 앞으로 내려 어깨 정도 위치에 두고 유두의 움직임을 보아 다시 이상 유무를 관찰한다.

4 양손을 허리에 두고 가슴 근육이 펴지도록 힘을 주어 하내측으로 누르면서 유방의 피부결이 주름지거나 함몰이 된 부분이 있는

지 살핀다. 그리고 앞쪽으로 기대어 유방을 가슴에서 늘어뜨려 유방이나 유두의 이상을 살피도록 한다.

5 유방의 하부에 발적이나 다른 이상이 없는지 주의깊게 관찰한다.

6 브래지어의 안쪽에 피나 또는 젖이 아닌 다른 분비물이 묻어 있는지를 살펴본다.

손으로 만져보기

먼저 침대에 편하게 눕는다. 머리 밑에 베개를 베고, 만져보려는 유방쪽 어깨에 타월을 받친다. 왼쪽 유방은 오른손으로, 오른쪽 유방은 왼손으로 교대로 진찰한다.

■■ 왼쪽유방

(1) 왼팔을 굽혀 머리 밑에 두고 오른손으로 손가락을 편 채 모아, 손가락 끝 안쪽으로 동심원을 그리며 유방을 만져간다. 우선 유두 주위 가운데서부터 시작해서 힘을 약하게 주며 시계방향으로 바깥쪽에서 아래 안 위쪽으로 부드럽게 이동해간다. 계속 나사모양으로 누르면서 두 번 이상 반복한다.

(2) 손가락을 편 채 쇄골 위와 가슴 한 가운데까지 만져간다.

(3) 왼쪽 팔을 펴서 내려뜨린 채 누워서 오른손으로 왼쪽 유방의 측면을 원을 그리며 만져 겨드랑이까지 만진다.

■■ 오른쪽 유방

우측 어깨 밑에 타월을 놓고 왼쪽 손으로 오른쪽과 똑같은 방식으로 만져본다 2부 유방자가진단법 51면 참조

때밀이 아줌마는 선수?

"선생님, 정말 유방암이 맞단 말이에요?"

"그렇습니다. 하지만 초기이고 심한 상태가 아니니까 너무 염려하지 않으셔도 되요."

"와~ 정말 그 아줌마 대단하네!"

"예?"

"아니, 제가 병원에 오게 된 이유가 저희 동네 목욕탕에 있는 때밀이 아줌마 때문이거든요. 제가 그 아줌마 단골인데, 저한테 유방에 종양이 있는 것 같으니까 꼭 병원에 가보라고 그러더라구요."

"때밀이 아줌마가요…?"

"그렇다니까요. 그 아줌마는 일전에 다른 여자들이 유방암 걸린 것도 알아 맞췄다니까요. 두 명씩이나요!"

나는 웃음을 참으며 환자를 유방촬영을 위해 영상의학과로 보냈다. 때밀이 아줌마를 점쟁이처럼 생각하는 환자의 말이 재미있었다. 그 때밀이 아줌마에게 대단한 '신통력'이 있어 유방암 환자들을 맞춘 것은 물론 아니었다.

유방암의 증상은 다양하다. 유방에 딱딱한 혹이 만져진다든가 유두로 분비물이 나온다든가 또는 유방에 통증이 생기는 경우가 대표적인 증상들이다.

대부분의 환자들은 유방에 통증이 있을 때 유방암을 의심하며 병원을 찾지만, 사실 유방암 환자의 80%가 통증이 없이 딱딱한 혹이 만져지는 증상을 갖고 있다. 이러한 이유에서 유방을 자기 스스로 만져서 진단하는 자가진단에 대한 교육 및 계몽이 필요하다. 그러나 우리나라 여성들은 유방 자가진단에 대해 아직도 상당히 어려워하는 것 같다.

자신의 유방에 만져지는 정상적인 멍울들이 모두 혹처럼 느껴지는 등 뭐가 뭔지 모르겠다는 것이다. 사실 남자에 비하면 여성의 유방은 유방 자체가 하나의 덩어리이니 그 말이 맞을 수도 있겠지만… 그래서일까. 유방암 진단을 위해 병원을 찾는 여성들 중엔 자신이 스스로 유방의 이상을 인식한 것이 아니라 남편이나 목욕탕에서 때밀어주는 아줌마의 권유를 받고 온 경우가 많다.

남편이라고 하면 이해가 가는데, 목욕탕의 때밀이 아줌마는 어떻게 그러한 것을 알 수 있을까? 목욕탕에서 비누칠한 다음 매끄러운 상태에서 유방을 만지면 아주 작은 혹도 잘 만져진다. 그래서 때밀이 아줌마들 중에는 다년간의 풍부한 경험에 의해 유방의 혹을 잘 감지할 수 있는 것이다. 유방암 조기발견에 때밀이 아줌마들의 공로가 지대한 것이다. 그렇다면 유방암은 얼마나 빨라야 조기발견일까? 이 문제는 아직도 암 전문의들을 당황하게 만들고 있다.

한 개의 암세포는 두 개로 자라고, 그 다음 네 개, 여덟 개, 열 여섯 개, 이렇게 배수로 성장한다. 암세포의 성장은 천차만별로 어떤 암세포는 빨리 자라서 수일만에 두 배로 늘어나지만, 어떤 다른 암세포는 일년 혹은 그 이상도 걸린다. 이러한 배수로 자라는 데 걸리는 시간은 측정이 가능한데, 대략 평균 1개월에서 5개월 사이인 것 같다. 모든 종양이 공통적이라 할 수 없겠지만 일반적으로 말해 크기가 작은 암일수록 초기이고, 종양의 크기가 큰 암일수록 많이 진행된 것이라고 할 수 있다. 그러나 유방 X선 촬영상 작은 이상이 발견되어 조기라고 생각하여 수술해도 이미 많이 진행된, 다시 말해 암이 림프절까지 퍼져 있는 경우도 가끔 볼 수 있다.

유방 촬영으로 알아낼 수 있는 작은 종양은 직경이 5mm 정도이고, 환자나 의사가 느낄 수 있고 만질 수 있는 작은 경우는 약 1cm이다. 또한 유방자가진단법으로 발견할 수 있는 유방암의 평균 크기는 2~3cm로 보고되고 있다.

10억 개의 세포로 이루어진 종양의 크기가 1cm무게는 약 1g인 경우, 30배수로 분열했다고 가정해서 환산해보면 하나의 종양세포가 생기고 나서 약 3년에서 8년의 잠복기간이 지났다는 계산이 나온다.

결국 조기에 암을 발견했다 하더라도 몸 안에서 최초로 암 세포가 생긴 지는 수년이나 지났다는 이야기가 된다. 그런 만큼 암을 조기에 발견하는 것이 치료에 얼마나 큰 도움이 되느냐 하는 문제는 두말할 필요 없이 중요하다.

진찰의 기본은 상의 벗기

"자, 괜찮습니다. 가슴을 활짝 펴고 서 계셔야 잘 촬영할 수 있습니다."

"네…"

하지만 유방X선 촬영대 앞에 선 여성은 요지부동이었다. 촬영기사는 쭈뼛거리고 서 있는 여성을 향해 어린 아이를 달래듯 말했다.

"그렇게 몸을 움츠리고 계시면 촬영을 할 수가 없어요."

"저기… 그래도…"

"그 앞에서 밤새우실 거 아니죠? 금방이면 돼요. 똑바로 서세요."

"……"

결국 촬영기사는 그 여성의 유방X선 촬영을 하는 데 실패했다. 화가 머리끝까지 난 촬영기사는 내 방까지 찾아와 볼멘 소리로 투덜거렸다.

"도대체 유방암 검사 받으러 온 사람이 가슴을 안 보여주면 어쩌자는 겁니까?"

나 역시 난감했다. 그 여성은 내가 진찰을 할 때에도 톡톡히 애를 먹였기 때문이다. 자신의 유방을 다른 사람에게 보여주는 것이 부끄럽다는 심정은 백 번이라도 이해가 간다. 그러나 여성들이여, 절대 오해하지 말기를. 의사가 환자의 유방을 보고자 하는 것은 엄연히 의학적 판단을 내리기 위해서이다. 환부를 보지 않고 진단을 할 수는 없는 노릇이 아닌가.

요즈음에는 많은 여성들이 유방암에 대한 기본적인 의학지식을 갖추고 있지만, 아직도 수줍어하는 여성 환자들 때문에 가끔 진땀을 빼곤한다.

병원에서는 어떠한 방법을 거쳐 유방암 진단을 내리는 것일까? 유방암 진단을 위해 병원을 찾은 여성이 있다고 가정하자. 의사는 먼저 여성의 임신횟수, 월경주기, 초경일, 폐경일, 피임 유무, 수유 유무, 호르몬제의 사용 등 호르몬에 관한 질문과 가족력가족 중에 유방암에 걸린 사람이 있었는가, 그리고 이전에 유방에 어떠한 이상을 느낀적이 있는지를 묻고 기록한다. 그런 다음 환자의 유방에 대한 진찰을 시작한다. 의사는 환자가 이상을 느낀 쪽의 유방을 반대쪽 유방과 비교해 본 다음, 앉은 자세와 누운 자세에서 유방을 관찰한다.

연륜이 많은 의사는 유방의 전체적인 모양을 보고도 유방의 이상 유무를 어느 정도 감지할 수 있다. 이상이 있는 유방을 관찰한 의사는 겨드랑이와 목 부위의 림프절이 만져지는지 주의깊게 살핀 후 반대쪽 유방도 유심히 진찰한다. 의사가 눈과 촉진으로 하는 진찰을 끝내면 유방 X선 촬영을 위해 영상의학과 과거 방사선과로 의뢰한다.

유방암 검사법으로는 X레이를 이용한 유방촬영술과 초음파를 이용한 초음파술, 그리고 최종적인 진단법으로 주사기로 세포를 빨아들여 진단하는 세침흡인세포검사법과 보다 굵은 바늘로 병변의 중심부를 채취하는 침생검 그리고 칼로 절개하는 조직검사법 등이 있다. 또한 자기공명영상MRI과 양전자방출단층촬영PET, 동위원소 촬영 등도 유방암의 진단에 이용된다.

최근 가장 많이 이용되고 있는 검사법은 영상유도하 중심부 침생검법이다. 이것은 굵은 바늘을 초음파나 유방촬영술, MRI를 보면서 혹에 삽입한 후 조직을 빨아들여 검사하는 것으로, 다른 검사법에 비해 정확도가 훨씬 뛰어나다. 그리고 세포검사법과 달리 조직을 충분히 얻을 수 있으므로 정확성이 뛰어나 수술중 조직검사가 필요 없다.

유방 X선촬영에 사용되는 X선은 유방의 내부 구조를 잘 들여다 볼 수 있도록 특별히 고안된 것이다. 크고 지방이 많은 유방의 경우에 관찰이 쉬운데, 작고 지방이 적으며 유선이 많은 경우에는 혹이 있어도 선명하게 드러나 보이지 않는다.

유방 X선촬영은 '유방의 미세석회화 현상'유방 속에 아주 가는 후추가루 모양으로 석회가 모여있는 현상을 발견하는 데 효과적이다.

'유방의 미세석회화 현상'은 진행 유방암으로 발전하기 직전의 초기증상일 가능성이 높지만, 유방암 환자의 약 5~10%가 X선촬영으로 이상이 없다는 결과가 나온다.

이러한 X선촬영의 단점을 보완하기 위해 등장한 것이 초음파검사법이다.

초음파검사법은 유방의 혹이 암인지 아니면 단순한 낭종물이나 살로 채워져 있는 덩어리인지를 구별하는 데 탁월하다. 우리나라 여성처럼 유방이 대체적으로 작고 섬유질이 많은 경우에 유용하다.

유방자기공명영상법MRI은 유방X선 촬영과 초음파로 잘 안나오는 작은 병변을 찾아내는데 보조방법으로서 유효하다. 즉 다발성 병소나 아주 작은 상피내암을 잘 찾을 수 있어 부분 절제술을 선택하는데 유용하며 수술전 항암제를 사용한 경우 반응을 측정한다든지 병소를 찾아내지 못한 전이성 유방암을 진단하는데 이용할 수 있다.

세침세포흡인검사법은 가는 주사바늘을 혹에 찔러 그 안의 내용물을 빨아내는 방법으로, 마취가 필요없고 통증이 거의 없어 간단하다. 의사는 뽑아낸 액을 현미경으로 관찰해서 악성세포가 없다는 걸 확인한다. 낭종이었을 때 내용물의 색깔은 보통 노랗거나 회색 또는 검은 갈색을 띤다. 만일 피가 섞여 있을 경우에는 정밀검사, 즉 절제생검조직검사이 필요하다.

유방에 생기는 낭종물혹의 원인으로는 커피를 많이 마시는 경우 등이 거론되고 있지만, 아직 확실하지는 않다. 낭종 자체는 아무런 해가 없지만 진단받고 치료가 완전히 끝날 때까지 수차 재발할 수 있으므로 정기적으로 의사에게 진찰을 받아야 한다.

중심부 침 생검법은 유방병소에 피부를 통해 거의 상처없이 바늘 구멍을 내고 바늘을 넣어 총을 발사하듯 병소 중심의 조직을 채

취하는 방법으로 요즈음 과거의 절제창을 만들어 수술실에서 행하던 조직검사를 대부분 대치하고 있다.

이 방법으로는 만져지는 혹이나 만져지지 않고 맘모그라피나 초음파 또는 MRI로만 보이는 병변도 정확하게 조직검사할 수 있다. 그렇지만 여기에서 암이 안나왔다 하더라도 영상 소견에 암이 의심이 된다하면 꼭 절제생검이 필요하다.

모든 암과 마찬가지로 유방암도 조기에 발견하여 빨리 치료하는 것이 가장 이상적이다. 어떤 환자는 혹이나 유방통을 느껴도 공포감이나 부끄러움 때문에 병원 찾기를 거부해서 병을 키우기도 한다.

유방에 느껴지는 증상의 100% 중 80~90%는 양성 종양이나 생리적 통증일 경우가 많다. 따라서 이러한 증상이 있을 때에는 지체말고 전문의를 찾아야 한다. 유방암을 조기에 발견하려면 40대 이상의 여성은 일년에 한 번은 반드시 의사를 찾아 진찰을 받고 유방 촬영과 초음파검사를 해야 한다.

유방암이 아니라구요?

나는 다시 한 번 환자의 검사 기록을 꼼꼼하게 살펴보았다. 분명히 암은 아니었다. 환자는 생리적 징후의 하나인 유방의 응어리와 통증을 암으로 착각한 것이다.

잠시 후 노크 소리가 들리고, 간호사의 안내를 받아 중년의 여성이 진료실로 들어왔다. 잔뜩 몸을 웅크린 채 의자에 앉은 그녀의 얼굴에는 벌써 커다란 눈물방울이 맺혀 있었다. 괜히 나까지 바짝 긴장이 되었지만, 나는 덤덤한 표정으로 환자에게 말을 건넸다.

"검사 결과가 나왔습니다."

"맞죠? 암이죠? 그럴 줄 알았어요. 전 다 알아요!"

내 말이 채 끝나기도 전에 그녀는 속사포 같이 말을 쏟아냈다. 그리고는 목을 놓아 울기 시작했다.

"이제 전 얼마나 살 수 있는 거죠? 3개월은 살 수 있는 건가요?"

"아니… 잠깐만요. 그게 아니라…"

"괜찮아요, 선생님. 저는 마음의 준비가 되어 있어요. 사실대로 말해 주세요."

"……"

상상 속의 고통을 앓고 있는 그녀 앞에서 나는 잠시 할 말을 잃고 말았다. 분명히 그녀의 머리 속에는 어느 드라마에서 보았음직한 장면이 그려지고 있을 것이다. 애통해하는 남편과 아이들을 달래며 의연하게 죽음을 맞이하는 아름다운 중년의 여인… 속으로 혀를 끌끌 차던 나는 숨을 크게 들이쉰 후 큰 소리로 말했다.

"환자분은 암이 아닙니다."

"?"

"암이 아니라구요. 월경주기에 따른 생리적 증상일 뿐입니다. 그러니까 진정하세요!"

그녀는 눈을 커다랗게 뜨고 입을 딱 벌렸다. 나는 너무 크게 소리를 질렀나 싶어 미안한 마음이 들었지만, 그녀의 통곡을 멈추는 데에는 성공할 수 있었다.

웃지 못할 촌극이지만, 우리나라의 많은 중·장년 여성들이 섬유낭성질환 같은 양성질환에 의한 증상을 유방암과 혼동한다.

암에는 크게 응어리와 출혈이라는 2대 증상이 있는데, 유방암에는 이 2대 증상이 조기 상태에서도 두드러지게 나타난다. 그런 만큼 유방암은 조기에 발견되기가 그 만큼 쉽다는 얘기가 된다. 그럼 유방암의 다양한 증상들을 살펴보자.

■ 응어리

유방암 환자의 70~80%에서 응어리가 발견된다. 통증을 호소하는 암 환자는 10%에 그친다. 특히 50세 이상 여성에게 폐경 후 응어리가 발견되면 유방암의 가능성을 생각해보아야 한다. 유방암의 응어리는 스스로 간단하게 발견할 수 있다.

아주 작은 쌀알 정도의 크기였을 때 그것을 발견해서 치료하는 사람도 있다.

유방암은 자가진단으로 발견할 수 있는 전형적인 암이기 때문에, 방치한다는 생각을 조금도 해서는 안된다.

유방암은 처음에는 작지만 방치하면 점점 커져서 결국에는 치료조차 할 수 없게 된다. 혹이 만져지려면 적어도 1cm 이상 커야만 한다. 다시 강조하지만 유방암의 응어리는 대부분 통증이 없는 것이 특징이다.

■ 유두 분비물

임신과 관계없이 분비물이 나오면 이상 분비이다.

특히 피가 나올 때는 거의 대부분 비정상이다. 피가 나오더라도 암의 빈도는 높지 않기 때문에 크게 걱정할 필요는 없지만, 그러나 응어리가 만져지면서 한쪽 유두의 한 개의 유공(젖이 나오는 구멍)에 국한해 피가 나오면 유방암의 가능성이 높다.

즉, 양쪽 유두의 여러 유공에서 분비가 있으면 대개 별 문제가 없는 것으로 판명되지만, 한쪽 유두의 한 개의 유공에서 피가 섞인 분비가 있을 때에는 정밀검사를 시행해야 한다. 유두 분비가 있다고 해도 정말 유방암일 경우는 약 10% 정도밖에 되지 않으니, 일단 진단은 받는 것이 좋다.

■ 유두의 변화

한쪽 유두에서 수주 또는 수개월 사이에 생긴 유두 함몰은 일단 유방암의 가능성을 생각해야 한다. 또한 유두에 습진 비슷한 피부병유두가 짓무르거나 헐고 비늘이 생기는 경우이 있으면 정밀검사를 받아야 한다.

■ 피부의 변화

유방암이 유방의 피부 근처에 도달하면 보조개와 같이 움푹 패이거나 피부가 빨갛게 붓기도 한다. 또 염증성 유방암인 경우엔 응어리가 생기지 않고 유방표면의 피부가 오렌지 껍질처럼 변하고 빨개지며 통증이나 열을 수반하기도 한다.

■ 겨드랑이 밑의 응어리와 팔의 부종

유방암이 겨드랑이 밑의 림프절로 전이되게 되면 응어리가 생기거나, 림프액의 흐름이 차단되어 팔이 붓는다.

유방암 모녀

어느날 아침 병실을 회진하는데 어머니를 간호하고 있던 유방암 환자의 따님이 나에게 말을 걸어 왔다.

"선생님, 이번 기회에 저도 암 검사를 받아봐야 되겠어요. 그동안 무관심했는데 생각이 났으니 엄마가 입원해 계실 때 받아 볼래요." 라고 말이다.

나는 "아휴! 너무 예민해지신 것 같네요. 우리병원에 따님분 아니라도 검사할 환자가 너무 많은데…" 라고 농담으로 받아 넘겼다.

그러나 며칠 후 "건강 검진을 받았는데 선생님, 아무래도 유방이 이상하다나 봐요. 유방촬영에서 무언가 보인다는데 선생님 진찰을 받아야겠어요." 하질 않는가? 그래서 바로 외래에서 진찰을 해보았더니만 공교롭게도 유방암이라는 진단이 나와 어머니와 딸이 동시에 병실에 누워 유방암 수술을 받아야하는 케이스가 되었다.

암이 이미 우리나라 국민의 사망원인중 1위로 자리잡은지 오래이다. 어느 통계에 의하면 우리나라에 약 50만명의 암환자가 신음하고 있고 매년 약15만명가량의 암환자가 새로 발생하고 있다고 한다.

이러한 암은 비용도 만만치 않아 국민건강보험공단의 발표에 의하면 1인당 진료비가 660만원이며 1년동안 총1조원이 넘는 돈이 암치료비로 들어가고 있으니 경제적인 부담도 상당한 질병임에 틀림없다.

암은 많이 발생하는 종류가 민족에 따라 각기 달라서 유전적인 요인과 생활습관등 환경요인이 연관되어 있음을 시사해 주고 있다. 즉 구미에서는 전립선암, 폐암, 대장암, 유방암이 많이 발생하는데 비해 우리나라에서는 위암,간암,자궁암등이 호발하고 있다. 그러나 최근 우리나라에서도 암중에 점점 증가추세에 있는 것이 대장암과 유방암이다.

이로보아 생활패턴 그중에서 식생활등이 점점 서구화해감에 따라 암의 발생양상도 서구를 따라 가는 것이 아닌가 추측되고 있다.

유전적인 요인보다 생활습관이 중요하다는 좋은예가 미국 LA로 이민간 일본인들의 유방암 발생율이 본국에 비해 훨씬 증가하였다는 연구결과이다.

즉 유방암 발생율이 적은 일본에서 태어난 일본인이 유방암이 많은 미국으로 이민을 가서 생활하게 되니 유방암이 많이 발생하더라는 연구결과로 암의 발생에 유전적인 요인과 더불어 환경요인도 중요하다는 것을 보여주는 결과다. 최근에 유방암을 일으키는 유전자가 발견되어 암과 유전에 관한 많은 연구가 진행되고 있다.

이러한 유전자는 유방암의 5~10%를 차지하는 가족성 유방암의

30~35%에서 발견되며 이 유전자를 보유하고 있으면 37~87%에서 유방암이 발생할 가능성이 있다고 한다. 따라서 이러한 유전자를 가지고 있으면 특별관리를 할 필요가 있다.

우리나라에서도 이러한 유전자에 관심이 높아져 많은 연구가 진행되고 있어 환영할 만한 일이다. 앞서의 모녀 유방암환자도 유전자의 이상을 미리 알아보았다면 좀 더 일찍 유방암을 발견할 수 있었을지도 모를 일 이다.

그러므로 이렇게 유전자에 관한 신비가 하나, 둘 벗겨지는 게놈시대에 들어서면서 암을 예방하거나 선천성질환을 예측할 수 있는 개개인에 대한 소위 맞춤의학이 가능하여진 편리한 점도 있지만 부작용도 나타나고 있다.

즉 부인이 이러한 유전자를 보유하고 있다는 사실을 안 남편이 부인에게 이혼을 요구한다든지 이러한 유전자를 가진 것을 비관하여 자살까지 시도하는등 가정파탄이 일어나는 경우가 발생하게 된 것이다. 따라서 이러한 유전정보를 다루는 의사들이나 가족들의 세심한 주의가 필요하다.

한가지 중요한 사실은 이러한 유전인자를 가졌다 할지라도 모두 암을 일으키지는 않는다는 사실이다. 다시말하면 유전자가 발견되었다 하더라도 어떤 사람은 암에 걸리게되기도 하고 어떤 사람은 평생동안 암이 나타나지 않는 개인 차이가 있다는 말이다.

아직 어떤 작용으로 이러한 현상이 일어나는지는 신비에 싸여있어서 앞으로 연구하여야 할 과제이다. 따라서 이러한 유전자가 몸에 있다하여도 실망은 금물이며 오히려 예방이나 조기검진이 가능하므로 좋은 결과를 얻을 수도 있는 것이다.

예를 들어 갑상선 암의 유전자가 발견되어 3명의 자매가 서로 격려하면서 조기에 수술을 받고 완치에 이른 경우도 기억에 남는다.

하루빨리 암에 관한 수수께끼가 풀려 암을 예방할 수 있는 날이 오기를 기대하며 오늘도 나는 수술실로 무거운 발길을 옮기고 있다.

잘라낸 유방 되살리기

'틀림 없는 암이다!'

나는 신경질적인 손놀림으로 책상을 두들겼다. 약 1년 전부터 왼쪽 유방에 밤알만한 혹이 만져졌다며 나를 찾아왔던 여성의 검사 결과가 나온 것이다. 그녀는 이제 28세 된 젊고 예쁘장한 처녀였다.

유방에 혹이 생긴 후에도 통증이 느껴지지 않았고, 생활하는 데에도 아무런 불편이 없었기 때문에 이제야 병원을 찾은 것이라고 했다.

얼핏 그녀의 상태를 보아서는 젊은 여성들에게 가장 흔한 섬유선종일지도 몰랐다. 그러나 환자의 유방 X선촬영소견이 심상치 않았다. 유방에 '미세석회화현상'이 보였기 때문이다.

미세석회화현상이란 후추가루처럼 아주 작은 하얀 석회성분이 유선에 침착되어 있는 형태를 말하는 것으로, 유방암의 전형적인 징후이다. 그러나 미세석회화현상이 있다고 해서 모두 유방암으로 판명되는 것은 아니었다.

나는 조직검사를 하는 내내 나의 판단이 틀렸기를 빌었지만, 내 바램을 비웃기라도 하듯 유방암으로 판명이 난 것이다. 엎친 데 덮친

격으로 상태도 좋지 않았다.

조금 있으면 환자가 올 텐데, 어떻게 이 사실을 알린단 말인가. 의사 생활을 하며 숱한 경우를 봐왔지만, 이렇게 난처하고 안타까운 경우도 드물었다. 왜 결혼도 하지 않은 젊은 여성에게 유방암이 생기는 것일까?

우리나라 유방암의 주요 발생 연령은 40대와 50대이다. 그런데 생활환경이 서구화 늦은 결혼, 독신여성 증가, 출산율 감소, 초경이 빨라지며 폐경이 늦어지는 현상, 지방과 고칼로리 식사, 피임제와 호르몬요법의 남발 등 되어가면서 젊은 여성의 유방암 발생율이 점차 상승하고 있는 것이다.

"선생님, ○○○ 환자분 오셨습니다."

그녀는 처음 만났을 때와 마찬가지로 다소곳한 모습으로 들어와 내 앞에 앉았다. 나는 차분한 눈으로 나를 응시하는 그녀를 향해 차마 떨어지려 하지 않는 입을 열었다.

"조직검사 결과가 나왔는데, 예상했던 대로 암입니다."

"!"

"안타깝게도 상태가 좋지 않습니다. 혹이 만져지지 않았던 오른쪽 유방에도 석회화현상이 보이고 있습니다. 양쪽 유방이 모두 암에 걸린 상태입니다."

"그렇다면 이제 어떻게 해야 하는 건가요 선생님?"

"다행히 양쪽의 암 조직이 림프절에 미치지 않았어요. 초기 유방암 상태란 거죠. 빨리 수술을 받으셔야겠습니다. 유방암 수술은 유방을 보존하며 하는 방법도 있지만, 안타깝게도 환자분의 상태가 그렇지 못합니다."

"예?"

"환자분의 유방 석회화현상의 범위가 양쪽 유방에 모두 넓어서요… 유방을 보존하며 수술을 진행하기는 어려울 것 같습니다. 유방 모두를 제거해야 할 상황입니다."

"유방을 모두 잘라내야 한다는 말씀이신가요?"

"예, 그렇습니다."

"……"

"환자분께서 원하시면 유방제거수술 후 곧바로 복원을 위한 성형수술을 받으실 수 있습니다. 복원수술은 이후 진행될 치료에도 아무 영향을 주지 않으니 복원수술도 함께 받으시는 것이 좋을 것 같습니다."

"아닙니다, 선생님. 일단 완전하게 치료해 주세요. 그 다음에 복원수술을 생각해 볼께요."

청천병력 같은 소식이었지만, 그녀는 담담한 표정으로 받아들였다. 그러나 입원 절차를 밟으러 가는 그녀의 뒷모습은 몹시 애처로웠다.

여성이라면 그동안 애지중지 기른 머리카락을 짧게 자르는 것만으로도 서운함을 느끼는 법이다. 하물며 유방 한쪽이나 두쪽이 없어진다면 오죽하겠는가.

　병을 앓고 있는 것도 서러운 환자에게 심리적 충격과 부담을 조금이라도 줄여줄 수 있도록 하는 방법이 바로 유방복원수술이다. 유방복원수술이란 유방을 떼어낸 후 자기신체조직이나 인공기구를 유방절제술시 또는 수개월, 수년 후에 유방피부 밑의 가슴에 삽입하는 수술을 말한다.

　마취와 경제적 시간 절약을 위하여 절제술과 함께 시술할 수 있지만, 보다 더 좋은 미용효과와 환자의 생각 정리를 위해 어느 정도의 시간을 가진 후 시술하기도 한다. 특히 유방절제술 후 방사선 치료를 추가했을 경우에는 가슴 주위조직이 충분히 회복되도록 몇 개월 또는 몇년 동안 기다린 다음 복원수술을 하는 것이 좋다.

　유방복원수술의 권장은 유방을 상실한 환자의 허탈감을 어루만지려는 의사들의 태도 변화를 의미한다.

　최근까지도 유방암의 재발 가능성을 염려하여 복원 수술을 하지 않는 것이 좋다고 생각하는 의사들이 많았다. 그러나 요즈음은 환자들이나 의사들이나 양측 모두 삶의 질을 생각하여 복원수술을 찬성하고 있다.

　유방복원수술의 방법은 암의 위치, 유방절제술의 종류, 그리고 주위조직의 상태에 따라 여러 가지 방법이 있다 3부 109면 유방재건술의 방법 참조. 환자는 복원수술 전에 담당 의사로부터 수술방법과 합병증, 그리고 성형 효과에 대한 충분한 설명을 들어야 한다.

실리콘 인공유방삽입물은 교원조직질환이 생길 수 있다 해서, 한때 신체 내부에서 백이 터져도 아무 해가 되지 않는 생리식염수를 담은 식염수백이 주로 사용되기도 하였지만 촉감이 좋지 않은 단점이 있어 요즈음은 촉감 좋은 실리콘제재를 다시 사용하게 되었다.

사랑이라는 위대한 힘

30세 초반의 여성이 외래에 들어섰다. 옆에는 60세쯤 되어 보이는 아주머니가 서 있었는데, 어머니인 듯 싶었다.

아주머니는 초조한 기색으로 안절부절 못하고 있었다. 젊은 여성이니 아마 섬유선종 같은 혹이거나 섬유낭종같은 양성질환이겠지 하고 추측하며 나는 평소와 같이 무뚝뚝한 어조로 말문을 열었다.

"어떻게 오셨습니까?"

"서너 달쯤 전부터 왼쪽 유방 아래쪽, 그러니까 젖꼭지 바로 밑으로 엄지손가락만한 혹이 만져졌어요. 곧 없어질 줄 알았는데, 오히려 약간 커지길래 집 근처 외과병원을 찾아 진찰을 받았어요."

그녀의 설명을 듣던 나는 허리를 곧추세우며 긴장했다. 이야기는 점점 심상치 않게 흘러갔다.

"진찰 결과 섬유선종 같아 보이니 그냥 수술로 없애 버리고 떼어낸 혹을 가지고 조직검사를 의뢰하면 되겠다고 의사 선생님이 간단하게 설명을 해주셨어요. 그래서 국소마취로 혹을 제거했는데, 일주일 후에 실밥을 뽑으려고 병원에 들렀더니 의사 선생님께서 조직검사 결과가 악성으로 나왔다고 얘기하시는 거예요."

악성이라면, 암이라는 말이다. 그녀는 하늘이 노랗게 보이며 거의 쓰러지기 직전까지 갔지만, 마음을 가다듬고 다시 확인했고, 의사로부터 틀림없다는 말을 들었다고 했다.

"그 병원에서는 유방암 수술을 받아야 된다고 입원하라고 했거든요. 그런데 선생님, 아무래도 오진이겠죠? 제발 검사를 다시 해주세요."

하지만 어쩌랴. 조직검사 결과가 그렇게 나왔다면 암이 분명했다. 나는 애원하다시피 매달리는 그녀에게 빨리 수술을 받는 것이 좋겠다고 조심스레 권했다. 그때였다. 환자의 어머니가 입을 열었다.

"저… 선생님. 사실은 우리 애가 두 주 후에 결혼을 합니다."

"예?"

"그러니까 빨리 나아야 됩니다. 신랑 측에서 알기 전에… 제발… 부탁드립니다!"

사연인즉, 이 여성은 학교를 졸업한 후 직장에 취직하여 오랫동안 집안을 도와오다가 같은 직장에서 만난 착실한 신랑감과 1년 정도 연애한 끝에 결혼식을 앞두고 있는 상황이었다.

정말 난감했다. 호사다마라고 했던가? 여하튼 서둘러 수술을 해야 할 일이었다. 오진일 꺼라는 환자와 보호자의 말은 그야말로 희망사항일 뿐이었다. 왜냐하면 조직검사 결과는 재판에서의 대법원 판결이나 마찬가지로 뒤집힐 가능성이 거의 없는 것이기 때문이다.

그래도 한가닥 희망을 갖고 있는 환자와 보호자를 위해 나는 다시 검사를 했고, 틀림없는 유방암으로 판단을 내렸다.

조직검사 부위에 아직 암이 남아있어 빨리 재수술을 해야 했다. 막상 수술에 들어가 유방을 완전절제해야 하는 상황으로 드러나면 당연히 절제수술을 해야 하는데, 이렇게 되면 신랑이 모르게 할 수는 없는 노릇이었다.

그렇지만 상태를 봐서 보존이 가능하다면 결혼식 때는 상처가 아물어 표가 안날 수도 있다. 어떻게 해야 하나? 의사로서도 난처하였다.

나는 고심 끝에 환자를 설득, 신랑에게 암이라는 사실을 알리고 수술하기로 했다. 다행히 신랑은 담담하게 받아 들였고, 신부와 모두를 위하여 자신의 부모에게는 신부가 암이라는 사실을 결혼식 전에는 알리지 않겠다고 다짐했다. 사랑의 위대한 힘을 보는 듯했다. 결과는 해피엔딩이었다.

나는 환자의 유방을 보존하는 데 성공했다. 림프절에도 전이가 없는 1기 암이라 완치도 기대할 수 있는 상황이었다. 그녀는 결혼식을 무사히 마쳤고, 신혼여행 뒤에 신랑과 함께 외래 진료실에 찾아왔다. 나는 그녀에게 계속해서 방사선 치료를 받을 것을 권했다.

방사선 치료는 방사선에서 나오는 에너지를 이용하여 암세포를 선택적으로 파괴하고, 정상세포는 비교적 건강하게 유지시키는 것을 목적으로 하는 치료법이다. 수술 후 유방이나 겨드랑이의 림프절에 남아있을지도 모를 암세포를 없애기 위한 보조치료법으로 사용되고 있다.

이 환자 역시 수술은 성공적이었지만, 암은 절대 방심을 해서는 안되는 병이므로 꾸준한 치료를 받아야 했다.

나는 창문을 통해 방사선 치료를 마치고 병원을 나서는 두 사람의 모습을 보면서 건강하게 해로하기를 기원했다. 부디 행복하게 오래오래 살기를…

유방을 살려주세요.

내가 수술을 마치고 수술실 밖으로 나오자, 환자의 보호자가 달려왔다.

"선생님 어떻게 되었습니까?"

"수술은 잘 마쳤습니다."

"어이구, 감사합니다!"

"지난 번에 말씀드린대로 수술에 들어가 보니 유방을 보존할 수 없을 정도로 암세포가 광범위하게 퍼져 있었습니다."

"예?"

"암세포가 넓게 퍼져 있으면 유방을 보존하기 어렵다고 설명드렸던 것 말씀입니다. 그래서 하는 수 없이 환자분의 한쪽 유방을 절제했습니다."

"마누라 한쪽 가슴을 잘라냈단 말씀이십니까?"

"암세포가 광범위하게 자리를 잡고 있으면 유방을 잘라낼 수밖에 없습니다. 우선은 사람이 살아야 하니까요."

"아무리 그래도 그렇죠. 선생님 유방이 아니라고 그렇게 아무렇게나 잘라버리면 어떻게 합니까?"

"?"

참 어이 없는 일이었다. 환자의 유방에는 암세포가 심각하게 퍼져 있는 상황이었다. 수술에 들어간 의사가 가장 중요시하는 것은 당연히 환자의 생명이다. 차마 여성의 가슴을 잘라낼 수 없다고 망설이는 순간, 환자는 저 세상 사람이 되고 마는 것이다. 그런데 이 남자는 그런 사실은 아랑곳하지 않고 아내의 한쪽 가슴이 없어진 것만 생각하고 있었다.

그야말로 물에 빠진 사람 구해놓으니 보따리 내놓으라는 격이다. 의사가 무책임하게 수술을 할 수 있다고 생각하다니 야속하기까지 했다. 그러나 의학적인 지식이 없는 환자 남편의 입장에서는 그럴 수도 있으리라 이해해야 했다.

유방암 환자에게 수술방법에 대하여 설명하다 보면 환자와 의사 간에 갈등이 생길 수 있다. 수술 전에 여러 가지 예상되는 경우에 대해 충분히 설명을 해도, 나중에 원망을 듣는 경우도 있다.

유방암 수술은 세 가지 목적을 가지고 행해진다.

첫째는 유방과 주위조직에 있는 암을 제거하는 국소적 제어, 둘째로 겨드랑이의 림프절을 절제함으로써 림프절의 상태에 추가보조 요법으로 다른 방법이 필요한지를 알아보고, 셋째로 모든 이용가능한 종양조직을 모아 적절한 조직학적 분석을 위해 병리검사를 하는 것이다. 최근까지 부분 또는 전체 유방절제술이 이러한 목적들을 만족시킬 수 있는지에 대해 논란이 지속되고 있다.

유방을 보존할 수 있으려면 우선 혹의 크기가 작아야 한다. 혹의 크기는 꼭 눈에 보이거나 만져지는 크기로 판단할 수 없다.

현미경으로 봤을 때의 크기가 일정 기준 미만으로 작아야 하는 것이다. 따라서 수술 전에 유방을 보존할 수 있을지의 여부를 정확히 예측하기란 쉽지 않다. 정밀 조직검사를 해보아야만 결정되는 경우도 많다. 손으로 만져지지 않는 암조직이 여기저기에 산재되어 있는 경우에는 유방을 전부 절제하는 것만이 완전한 치료법이다.

나는 환자의 보호자에게 다시 한 번 전후 사정을 설명하고, 나중에 유방복원수술을 받을 수도 있다는 말을 덧붙였다. 보호자는 겨우 납득을 하며 고개를 끄덕였지만, 내 마음 속에는 일말의 섭섭함이 남았다. 아직 내가 수양이 부족한 탓일까?

병주고 약주고

어느 날, 외래에 30대 중반의 여성이 유방에 혹이 만져진다고 찾아왔다. 나를 바라보는 눈에는 벌써부터 겁이 잔뜩 들어 있었다. 그녀는 잔뜩 기어가는 목소리로 말했다.

"선생님! 저는 암에 걸리면 안됩니다. 이제 세 살 밖에 안된 아이가 있단 말예요!"

정말 딱한 일이다. 그러나 병마가 이런 사정을 보아줄 리 있는가? 그녀의 넋두리는 계속 이어졌다.

"저는 왜 이렇게 수술을 많이 받는 팔자인지 모르겠어요. 어렸을 때에는 중이염으로 세 번 수술을 받았고, 결혼 후에도 자궁외 임신, 제왕절개 수술을 잇달아 받았거든요. 이제 또 수술을 받게 되면 여섯 번째가 되는군요."

그녀의 푸념 속에 진찰을 한 나는 일단 유방암의 가능성이 있다는 판단을 내렸다. 나는 그녀에게 상황을 설명했다.

그녀는 내 말을 들으며 커다란 눈물방울을 뚝뚝 떨어뜨렸다. 직업상 나는 자주 환자나 보호자의 눈물을 보곤한다. 환자의 병이 불치로 알려진 암으로 밝혀지는 경우에 진단에 대해 설명하거나 예후에 대해 이야기를 할 때에는 많은 사람들이 감정의 동요를 숨기지 않고 드러낸다. 특히 여성의 경우에는 더욱 그러하다. 안쓰러운 마음에 나는 이렇게 덧붙였다.

"일단 정밀검사를 받으셔야 정확한 상태를 알 수 있습니다. 아직 속단할 수는 없습니다."

환자가 내뿜는 절망 어린 한숨 속에서 유방촬영, 흡인세포검사 등 유방암 진단이 시행되었다. 수천 명의 환자들을 검사했지만, 결과를 기다릴 때는 언제나 긴장되었다. 다행히 검사 결과는 섬유낭종성 질환이었다. 이것은 유방에 생기는 만성 염증의 일종으로, 즉 양성질환이었다.

다음날, 거의 체념한 낯빛을 한 환자가 외래 진료실에 나타났다. 나는 그녀의 모습을 보자마자 환한 미소를 지으며 말했다.

"축하합니다!"

"무엇을 축하합니까? 암수술을 받게 된 것을 말이에요?"

"아니요, 암이 아니라는 사실을 말입니다."

"정말입니까, 선생님?"

"예, 환자분의 혹은 유방에 쉽게 생길 수 있는 만성 염증으로 인한 양성질환일 뿐입니다. 간단한 치료를 받으시면 나을 수 있습니다."

"와! 이럴 수가! 선생님, 감사합니다. 이제 보니 선생님 손이 이렇게 예쁘게 보일 수가 없네요. 한번 만져 봐도 되요?"

암에 대한 공포로부터 해방된 그녀는 기뻐서 어쩔 줄 몰라했다. 그녀를 동행해 함께 온 남편도 기쁜 낯을 감추지 못했다. 두 사람이 눈물까지 글썽이며 기뻐하는 모습을 바라보며 나는 별안간 피식 웃음이 났다. 어제는 슬픔에 환자를 울게 하고, 오늘은 기쁨으로 또다시 환자에게 눈물을 흘리게 하고 있는 내 모습이 재미있다는 생각이 들어서였다. 이렇듯 의사는 가끔 병도 주고 약도 주는 사람이 된다. 의사가 환자에게 암의 가능성을 이야기함으로써 마음의 병을 주었고, 다시 암이 아닌 것을 증명하여 약을 준 셈이 되었으니 말이다.

문득 학창시절 안과시험문제가 떠오른다. 슬플 때 흘리는 눈물과 기쁠 때 흘리는 눈물의 구성 성분의 차이에 대해 논하라는 문제였다. 과연 차이가 있을까? 비록 병주고 약주는 의사라는 비아냥이 있을지라도 항상 기쁨의 눈물을 흘리게 하는 의사가 되었으면 하는 것이 나의 소망이다.

18년 만에 돌아온 암세포

18년 전에 유방암을 수술하고 그동안 건강하게 잘 지내시던 할머니가 어느날 외래에 찾아 오셨다. 나는 반갑게 할머니를 맞았다.

"할머니, 오랜만에 뵙습니다. 그동안 편안하셨어요?"

"예, 선생님 덕분에 잘 지냈어요."

"그런데 오늘은 어떤 일로 절 찾아오셨어요? 어디 불편하신 데가 있으세요?"

"그게 아니고… 옛날에 수술 받은 상처 옆에 콩알만한 혹이 생겨서요."

과연, 살펴보니 과거에 수술 받은 부위에 조그마한 혹이 볼록하게 드러나 있었다.

"이 혹이 생긴 지 얼마나 되었나요?"

"아마… 한달 전부터였을 거예요. 근데 선생님. 통증도 없고 제가 생활하는 데는 불편하지 않거든요."

나는 아마도 이 혹은 지방덩어리나 비지 덩어리 같은 것, 즉 양성이라고 추측하며, 세포검사를 했다. 그랬더니 이게 웬일인가. 유방암 세포가 보이는 것이 아닌가! 18년 전의 유방암이 재발한 것이다.

18년만의 재발… 기가 막힌 노릇이다. 도대체 18년 동안 어디에 숨어 있다 나타난 것일까? 돌아 온 각설이도 아니고… 정말 끈질긴 암세포이다. 다행히 다른 곳에 전이가 없어 할머니는 혹을 떼어내고 방사선 치료를 마친 후 아직까지 건강하게 지내고 계신다.

암의 무서운 성질 중 하나는 암덩어리가 사마귀나 지방종 같은 양성 혹과는 달리, 본래 발생했던 장소를 벗어나 온몸에 쉽게 퍼져버린다는 점이다. 즉 위암이 간으로 퍼지기도 하고, 폐암환자의 간이나 뇌에서도 암세포가 발견되는 것이다. 유방암의 경우는 뼈나 간, 폐로 쉽게 퍼진다.

이러한 현상을 의학적으로는 전이轉移라고 한다. 이러한 전이는 머리털과 손톱, 발톱을 제외하고는 어디에나 일어날 수 있으니 참 희한한 일이다. 암의 전이현상을 규명하기 위한 많은 연구가 진행되고 있지만, 아직도 수수께끼는 풀리지 않고 있다. 암 환자의 수명은 이 전이가 어느 기관에 어느 정도로 일어나느냐에 달려있다. 전이의 진행 정도를 알아내어 예후를 예측하는 것이 흔히 우리가 말하는 병기이다.

기수는 4기로 나누는데, 1기가 초기이고 숫자가 커질수록 말기이다. 유방암에는 다른 암과 달리 1기 이전에 0기가 있는데, 이때 발견되면 거의 완치를 기대할 수 있다. 유방암 1기 환자의 5년 생존율은 90%이다. 2기가 되면 60~70%, 3기에는 30~40%로 줄어드는데, 4기에는 거의 생존을 기대하기 어렵다. 유방암은 간암이나 폐암보다 비교적 예후가 좋고 항암치료의 효과도 좋아 장기 생존하는 환자들이 많다. 그런 만큼 평생 동안 주의를 기울여 증세를 관찰하는 것이 필요하다.

보통은 수술 후 3년 내에 재발율이 높고 5년이 지나면 재발율이 많이 떨어져 어느 정도 안심할 수 있는데, 이 또한 절대적인 것은 아니다. 한쪽에 유방암이 있었던 경우에는 반대쪽 유방에도 암이 생길 가능성이 10%나 되기 때문에 항상 주의를 요한다.

요즈음 유방암에 대한 인식이 높아지면서, 유방암 조기 발견을 위해 매년 유방촬영술과 초음파 검사를 받는 여성들이 늘어나고 있다.

유방암은 조기에 발견, 치료하면 거의 완치를 기대할 수가 있다.

초기 유방암인 경우에는 유방을 완전 절제하지 않고 일부만을 절제하는 것으로도 치료가 가능하다. 그렇기 때문에 40대 이상의 여성은 반드시 유방암 정기검진을 받는 것이 좋다.

실제로 유방암 정기검진의 정착은 유방암 조기발견에 큰 기여를 하고 있는 것으로 드러나고 있다. 10년 전만 해도 우리나라 유방암 통계를 보면 0기 유방암이 전체 유방암의 3% 이내였으나 이제는 10% 이상까지 오르고 있다.

남자에게도 유방암은 있다!

50대 초반의 남성이 외래 진료실로 나를 찾아 왔다. 나는 위나장 쪽에 문제가 생겨서 찾아온 환자겠거니 어림짐작했지만, 환자의 말은 예상을 전혀 빗나간 것이었다. 그는 어이 없다는 표정으로 말했다.

"허참, 살다보니 별 말을 다 들어 봅니다. 동네의사가 나보고 아무래도 유방암일 것 같다는 거예요."

"그렇습니까? 그러면 상의를 벗어 주시겠어요?"

"그럽시다. 선생님께서 한 번 진찰 좀 해주세요."

내가 그의 유방을 진찰하는 내내, 그는 말도 안된다며 떠들어 댔다.

"남자가 유방암이 있다는 소리는 내 생전에 듣도 보도 못했어요. 분명히 오진이겠죠. 허풍쟁이 돌팔이 같으니라구!"

그러나 진찰 결과, 그는 틀림없는 유방암이었다. 게다가 많이 진행된 상태였다. 나는 환자를 불러 검사 결과를 알렸다.

"그게 참말입니까? 제가 유방암이라구요?"

"그렇습니다. 곧바로 입원 수속을 밟도록 하시지요."

"아니, 어떻게 남자인 제가 유방암에 걸린단 말씀이신가요?"

"확률이 적긴 하지만, 남성도 유방암에 걸릴 수 있습니다. 환자분이 바로 그런 케이스입니다."

그러나 아무리 설명을 해주어도 환자는 쉽사리 납득을 하려고 하지 않았다. 나는 여러 권의 책과 자료들까지 꺼내 남성 유방암 사례들을 설명하고, 입원을 설득해야 했다.

"많이 진행된 상태입니다. 하루 빨리 수술을 받으셔야 합니다."

결국 나는 환자를 입원시키는 데 성공했다. 그는 그날로 입원했고, 며칠 후 수술을 받았다. 수술 경과가 좋아, 그는 항암제 치료까지 무사히 마쳤고, 그로부터 5년이 지난 지금까지 건강하게 잘 지내고 있다.

유방의 역할은 아이에게 젖을 주는 기능을 갖고 있다. 인간에게 있어 유방은 모성의 상징이자, 여성의 미적 기준이 되기도 한다. 또한 남성들의 성적 호기심의 대상이 되기도 한다. 유방은 태생학적으로 따져보면 땀을 만들어내는 땀샘이 변형되어 만들어진 것이다.

남성에게도 이렇게 땀샘이 변형된 유방조직이 존재한다. 누구는 '나바론의 건포도'라고 야유를 보내기도 하지만 말이다. 따라서 남성이라고 해서 유방암을 피할 수는 없다. 단지 여성보다 유방조직이 아주 적어서 유방암의 발생율에서 여성의 100분의 1밖에 안될 뿐이다.

남성의 유방암은 우선 환자가 유방에 혹이 만져져도 설마하고 병원을 늦게 찾아오거나, 의사들도 남성에게 가장 흔한 '여성유방화현상'으로 오인하여 진단이 늦어지는 경우가 많다.

여성유방화현상이란 간질환이나 노인, 약물 등의 원인으로 남성에게 여성호르몬이 과다 분비되어 유방이 커지는 질환을 말한다.

남자의 유방암은 여성 유방암보다 더 악성이라는 선입관이 있지만 이는 잘못된 것이다. 남성의 유방암도 여성 유방암과 예후가 똑같다. 그리고 치료법도 비슷하여 유방조직과 피부 근육을 제거하는 유방절제술을 하며 경우에 따라 방사선 치료, 그리고 항암제, 호르몬 요법 등을 재발억제를 위한 보조요법으로 이용한다.

남성들이여, 유방암이 당신들을 위협할 수도 있다는 사실을 항상 명심하시라.

언제까지 살 수 있을까요?

"결국 그렇게 떠났구나…"

나는 전화 수화기를 든 채 멍하니 혼잣말처럼 중얼거렸다. 나에게 수술을 받았던 환자가 1년 남짓 살다가 결국 사망했다는 소식이었다. 무던히도 내 애를 태우더니, 결국 돌아올 수 없는 길을 떠나고만 것이다.

그 환자를 처음 진찰한 것은 2년 전쯤이다. 당시 좌측 유방에 밤알만한 혹이 있었고, 겨드랑이에도 전이를 일으킨 유방암 2기에 해당한 상황이었다. 나는 빨리 수술을 받도록 권유했지만 웬일인지 환자는 아무 말도 없이 병원에 찾아오지 않았고, 8개월이 경과한 후에 수술을 받겠다고 다시 찾아왔다.

8개월만에 병은 심각하게 진전되어 있었다. 환자 겨드랑이의 림프절과 유방의 혹은 하나로 뭉쳐서 주먹만한 혹으로 커져 버렸다. 팔에는 부종이 생겨 심한 통증을 느끼고 있었다. 이런 경우에는 의사인 나도 할 말이 없어진다.

어떠한 이유에서건 환자가 한사코 수술이나 치료를 거부하는

한, 내가 할 수 있는 일은 아무것도 없다. 그래도 이 환자는 뒤늦게나마 마음을 고쳐먹고 수술을 받기로 작정했으니 그나마 다행이었다.

나는 먼저 항암제를 써서 혹을 줄이는 선행항암화학요법을 시행한 후 수술에 들어가 혹을 제거했다. 수술 결과는 예상외로 좋았다. 그러나 수술 후 6개월쯤 지나면서 다시 환부에 혹이 생기면서 전형적인 암 말기 증상이 나타나기 시작했다. 처음 경과가 좋아 환자의 생존일이 조금이라도 늘어날 수 있을 것이라고 기대했던 나는 맥이 풀리지 않을 수 없었다.

암의 말기 증상 중 가장 환자를 괴롭히는 것이 바로 통증이다. 보통 의사들은 진통제를 쓰는 데 인색한 편인데, 진통제 중독이 염려되기 때문이다. 특히 효과가 강력한 마약성 진통제의 경우 처방이나 관리는 매우 까다롭다.

이 환자도 처음에는 비마약성 진통제로 통증을 다스렸지만, 나중에 통증이 극에 달하자 마약성 진통제를 사용할 지경까지 이르렀다. 가끔 다른 비마약성 진통제를 사용하면 환자가 금방 알아차릴 정도로 진통제에 의존하게 되었던 것이다.

어느 날 아침, 회진을 돌던 나는 밝게 웃는 얼굴로 의료진을 반기는 그녀를 보고 깜짝 놀랐다. 아마 몇 분 전에 진통제를 맞은 모양이었다. 그녀는 살며시 미소를 지으며 내게 이렇게 물었다.

"선생님, 제가 언제까지 살 수 있을까요?"

"?"

"언제쯤 제 숨이 끊어질지 알고 계세요?"

"왜 쓸데없이 마음 약한 소리를 하고 그러세요, 마음 단단히 잡수시라고 말씀드렸잖아요."

참 난감한 질문이었다. 암 같은 불치의 병을 앓고 있는 환자와 보호자들이 이러한 질문을 해올 때마다 나는 몸이 굳는다.

입이 열 개라도 해 줄 수 있는 말이 있을까? 말 한 마디 한 마디에 환자와 가족들은 용기를 가졌다 꺾였다 하는 상황이기에 더욱 그랬다. 나는 공연히 호통을 치며 순간적인 위기를 모면할 수밖에 없었다.

그 환자가 세상을 떠났다는 소식을 들은 순간, 왜 그 순간이 떠올랐는지 알 수 없는 일이었다. 그때 그녀가 날 바라보았던 눈빛에 담긴 미안함과 따뜻함, 그리고 격려의 의미는 무엇이었을까?

십년지기 十年知己

"선생님, ○○○ 환자분 오셨습니다."

"그래, 어서 안으로 들어오시라고 해요."

간호사가 50대 중반의 아주머니를 모시고 들어왔다. 나는 그녀가 의자에 앉기 무섭게 농담을 건넸다.

"이런! 지난 번 만날 때보다 살이 더 찌신 것 같네요."

"그래요? 선생님은 지난 번 뵐 때보다 배가 더 많이 나오신 것 같은데요? 저야 그만큼 건강이 좋아졌다는 증명이 되지만, 선생님은 더 살이 찌면 안되지 않으세요?"

"이런… 이번 공격에는 내가 당한 셈이군요."

나는 멋쩍은 웃음을 지으며 내 '패배'를 시인했다. 그러자 그녀는 활짝 웃음을 지었다.

"몸은 좀 어때요? 이상한 데는 없구요?"

"아직까지는 이상 무예요. 나중에 무슨 일이 있을지는 몰라도."

이 여성은 10여 년 전에 내게 암 선고를 받았던 환자였다. 그때 오른쪽 유방에 거의 어른 주먹만한 혹이 있는 상태였고, 검사 결과 유방암으로 판명되었다.

이미 유방암 3기를 넘어서 있었기 때문에 수술을 받아도 5년 내에 사망할 가능성이 7할이 넘었다. 수술 후 재발을 억제하기 위해 방사선 치료와 항암제치료를 병행해서 받았음에도 불구하고, 그녀의 유방암은 1년도 못되어 다시 재발을 일으켰다.

다시 재수술을 받은 그녀는 계속적으로 항암제 치료를 받았다. 그러나 거의 2년 간격으로 국소적인 재발이 일어났고, 그때마다 수술을 통해 종양을 제거해야 했다. 나는 낙담해하는 그녀에게 "그래도 다른 기관으로의 전이는 없어서 다행"이라며 위로했다. 그러나 3년 전에 폐에 전이가 나타났다. 암세포가 다른 기관으로 전이되는 것은 말기에 속하는 증세였다. 그녀는 이를 악물고 말했다.

"드디어 올 것이 왔네요. 이제 정리할 때가 되었나 봅니다."

"무슨 말씀이십니까? 현대의학으로 할 수 있는 데까지는 해봐야죠. 저도 최선을 다하겠으니, 환자분도 포기하시면 안됩니다!"

그때 나는 환자보다 내 자신에게 스스로 약속을 한 것이었다. 공포의 사신이라고 일컬어지는 암을 치료하는 데 있어 의사와 환자 모두 가져야 할 소신은 진인사대천명盡人事待天命이라고 생각했다.

암은 불치의 병이라는 선입관 때문에 미리 체념하거나 포기하지 말고, 현대의학으로 할 수 있는 모든 방법을 동원해서 치료를 받은 후에야 하늘의 뜻을 기다릴 수 있다는 것이다. 내 설득에 용기를 낸 그녀는 다시 항암제 치료를 받았고, 6개월 후 폐에 전이된 암세포를 없앨 수 있었다.

그 후에도 1년 전에 국소적인 재발이 있어 한차례 수술을 받았지만, 지금까지 건강하게 생활하면서 정기적으로 외래진료를 받으러 오고 있다.

그녀와 나와의 인연은 가히 십년지기十年知己라고 해도 과언이 아니다. 이제는 서로 말을 나누지 않고 얼굴 표정만 보아도 무슨 생각을 하고 어디가 불편한 지 알만한 사이가 되었으니까. 아무쪼록 암이 빨리 정복되어서 이 세상의 모든 암 환자들이 의사들과 십년지기의 관계가 되도록 오래살 수 있었으면 좋겠다.

건강하고 아름다운 유방을 위하여

오랜만에 가족들과 함께 저녁밥상을 마주하고 앉았다. 내가 흐뭇한 미소를 지으며 가족들의 얼굴을 바라보자, 옆에서 지켜보던 아내가 한 마디 거들었다.

"이렇게 가족들이 함께 식사를 하니 얼마나 좋아요? 당신이 일찍 오는 날이 많았으면 좋겠네요."

"그래, 항상 미안하게 생각하고 있어. 자, 먹자구!"

집에서 먹으니 밥맛이 더욱 좋았다. 나는 오랜만에 밥을 대한 사람처럼 열심히 숟가락에 밥을 퍼담아 입으로 운반했다. 아내도 기분이 좋은 모양이었다. 아내는 부지런히 고기를 입에 넣었다. 그러자 아들이 은근히 타박을 주었다.

"엄마, 요즈음에 고기를 너무 많이 드시는 거 아니에요? 그러다가 살찌겠네."

"내가 원래 고기를 좋아하잖아. 새삼스럽게 왜 그래?"

"너무 많이 먹으면 안 좋으니까 그렇죠. 야채도 함께 먹어야 되는데, 엄마는 고기만 먹잖아요."

"무슨 말이야? 고기를 많이 먹으면 건강에 좋은데. 단백질이 많으니까. 그렇죠, 여보?"

아내는 동의를 구하는 눈빛으로 나를 바라보았다. 그러나 나는 맞장구를 칠 수 없었다.

"그게 말야… 여보. 당신이 유난히 고기를 좋아하는 건 아는데, 별로 좋지 않은 습관이야."

"왜요?"

"고기에 지방이 많거든. 지방 섭취량이 많으면 성인병에 걸릴 위험이 높아져. 유방암에 걸릴 확률도 높아지고."

"그래요? 그런데 당신은 왜 그런 사실을 이제야 말해주는 거에요?"

나는 슬며시 숟가락을 놓고 뒷통수를 긁적였다. 명색이 의사이면서 아내의 식생활에 너무나 무관심했던 것이다. 참으로 무심한 남편이었다.

유방암의 발생 원인은 여러 가지가 있는데, 좋지 않은 식사습관도 그 중의 하나이다. 특히 육류를 즐기는 사람들은 지방 섭취량이 증가해, 채식을 즐기는 사람에 비해 각종 성인병과 암에 걸릴 확률이 더 높은 것으로 알려져 있다.

실제로 유방암 환자들의 발병 원인을 분석한 결과, 음식이 원인이 된 것으로 추측된 유방암은 전체의 약 35%에 달했다.

유방암에 걸리지 않으려면 전체 섭취열량 중 지방의 열량 비율을 30% 미만으로 유지하도록 해야 한다. 더불어 녹색채소를 많이 먹는 것이 좋다. 녹색채소에 함유된 섬유질이 유방암의 발생을 감소시킨다는 보고가 있다.

체내 지방량의 증가와 유방암의 발병은 밀접한 상관성을 가진다. 특히 가슴 부위가 비만한 여성은 하체가 비만한 사람보다 유방암 발병률이 높다.

여성들이여, 건강하고 아름답게 살고 싶다면 적당한 운동으로 항상 체중 조절에 힘쓰기를.

조심 또 조심—사우나, 찜질방…

"그래? 정말 그 환자가 나를 찾아왔단 말이야?"
"예, 선생님."

나는 간호사에게 재차 물어본 후 빨리 환자를 안으로 들어오게 했다. 이내 간호사를 따라 그녀가 들어왔다. 병원 침대를 박차고 떠난 지 6개월만에 그녀가 다시 나를 찾아온 것이었다.

이 여인은 약 7개월 전에 내가 유방암 선고를 내렸던 환자였다. 당시 상태는 초기였고, 수술을 받고 방사선 치료를 잘 받으면 완쾌가 가능했었다. 그러나 그녀는 항암치료를 견디지 못했다. 치료를 시작한 지 얼마되지 않아 몸이 마르고 머리카락이 빠지자 병원에서 뛰쳐나갔다.

'암은 항암치료를 받으면 오히려 악화된다.'는 항간에 떠도는 이야기를 믿은 탓이었다. 그후 간간이 들려온 소식에 의하면 대체의학에 기대를 걸고 지방의 어느 요양원에 은신하고 있다고 했다. 나는 그녀의 친지를 찾아 연락을 취해보려고 애썼지만, 그녀는 끝내 내 손길을 거부했다.

그녀는 시종일관 고개를 푹 숙이고 있었다. 차마 나를 바라볼 용기가 나지 않는 것 같았다.

"얼굴이 많이 상하셨습니다."

내가 운을 떼자, 그녀는 천천히 고개를 들어 나를 바라보았다.

"좀 어떠세요? 그때보다 안 좋아지신 것 같아요."

"예, 선생님… 그때 제가 생각을 잘 못했어요."

"일단 곧바로 입원하시고, 검사를 받으셔야 될 것 같아요. 그때와 또 달라졌을 테니까요. 이번에는 제 말 좀 잘 들어주세요."

"예… 선생님이 시키시는 대로 할게요…"

그녀의 얼굴은 절망과 후회로 얼룩져 있었고, 나도 착잡한 기분을 억누르기 힘들었다. 검사 결과, 그녀의 병은 6개월 전 병원을 떠났을 때보다 훨씬 악화된 상태였다. 유방암세포가 다른 기관으로 전이를 일으켰고, 이미 어떻게 손을 쓸 수 없을 지경이었다.

미국이나 유럽에서는 서양의학과 대체의학을 접목시켜 암 치료에 응용하고 있고, 이에 대해 많은 연구가 진행되고 있다.

요즈음엔 정통의학의 단점을 보완하는 치료법이라 하여 보완요법, 또는 통합의학이란 말로도 쓰이고 있다. 보완요법은 민간요법, 식이요법, 심리치료요법, 최면요법, 음악이나 미술을 이용한 치료요법 등을 말하는 것으로, 종류는 많지만 아직 과학적 검증을 거치지 못한 것이 대부분이다.

이러한 보완요법이 암 말기환자의 삶의 질을 높이고, 항암치료의 부작용을 덜어주며, 인체의 면역력을 증가시키는 데 어느 정도 효과가 있는 것은 사실이다. 그렇다고 환자가 전적으로 매달릴 수 있는 치료법은 아니다. 보완요법이란 말 그대로 정통의학을 보완한다는 의미를 살리는 정도에서 관심을 제한할 필요가 있다.

누구도 알 수 없는 민간요법

암에 걸리면 환자나 가족 모두 지푸라기라도 잡고 싶은 심정이 된다. 그래서인지 이리저리 떠도는 민간요법을 행하다가 더 악화된 상태로 병원을 찾는 환자가 많다.

빗살나무, 참빛나무를 달여먹으면 암을 고친다고 하는데 이것은 위험천만하다. 실제 그 액을 암세포에 주입한 결과 오히려 암세포가 더 활성화되었다.

포도 자체에는 암을 억제하는 플라보노이드나 씨에 있는 프로안토시아닌같은 항산화제들이 있어 암에는 좋은 것으로 되어 있다. 그러나 직접적인 증거는 미약하고 한때 포도껍질에 담긴 탄닌성분이 항산화 효과가 있다고 해서 유행했던 포도요법도 위험하다는 설이 있다.

암세포는 포도당을 좋아하기 때문이다. 공복상태인 인체에 포도당이 들어가면 암세포가 가장 먼저 달려들어 먹고 힘을 얻는다.

양전자방출단층촬영PET은 암세포의 이런 성질을 이용한 암 진단법이다. 포도당에 방사선 동위원소를 묻혀 인체에 투여하면 암 환자에게는 일정한 색깔반응이 나온다.

그리고 무엇보다 암환자는 사우나나 찜질방에 가는 것을 조심하여야 한다. 수술 이후에는 큰 문제가 없지만, 수술 전에는 암세포가 확산되는 것으로 보고되고 있다. 그리고 유방암 환자가 항암제 주사를 맞는 동안에는 머리를 따뜻한 물로 감는 것은 좋지 않다. 왜냐하면 탈모가 촉진되기 때문이다. 수술 직후에는 감각이 둔하여 화상의 위험도 있으니 삼가야 한다. 또한 림프부종이 있는 환자는 부종이 악화될 우려가 있으므로 삼가는 것이 좋다.

암환자에게서 민간요법이나 식이요법은 실제 과학적이지 않고 경험적인 경우가 많아 많은 경우에 혼동을 준다. 그리고 현재는 유익한 것으로 알려져 있다가 훗날에는 해로운 것으로 판정되는 경우도 많다. 예를들면 유방암과 콩과의 관계이다.

콩은 제니스테인같은 이소플라빈이 많이 함유되어 있는 식품이다. 이소플라빈은 여성호르몬을 닮은 화학구조를 가지고 있으며 여성호르몬 분비가 낮은 폐경기여성에게 호르몬 대체 효과를 기대하기 위하여 권장 되기도 한다. 그리고 유방암 세포의 성장을 억제하기도 하여 유방암 환자에게 권장 되기도 하였으나 연전 호주에서 발표된 논문에서 유방암 환자에 나쁜 영향을 준다고 하여 유방암 환자들에게 많은 혼란을 주었다.

이 실험은 결국 콩의 성분을 통상적으로 식품으로 섭취하는 양보다 훨씬 많은 대량으로 쓴 실험이어서 결국 환자들에게 권장하는 양 가지고는 유해하지 않다는 결론이 내려졌다.

홍삼과 유방암의 관계도 그렇다. 홍삼이 유방암에 이롭지 못한 여성 호르몬 분비를 촉진한다는 설도 있지만 실제 임상에는 그렇지 않다는 논문도 있어 혼란스럽다. 그리고 홍삼의 사포닌이 암 발생을 억제한다는 논문이 많이 나와 있기도 하다.

따라서 홍삼은 아직 의학적으로 결론을 낼 수 없는 상황이며 수술직후에 이렇듯 잘못된 정보는 많은 오해와 혼란을 주기 마련이어서 암환자에게 항암치료 직후 면역력 증강을 위하여 권장할 수는 있지만 굳이 유방암 환자들이 상복 할 필요성은 없다고 본다. 따라서 환자들이 의학적 과학적 근거 없이 함부로 건강 보조식품을 먹는 것은 바람직 하지 않다.

식이요법 만으로 암의 진행을 막을 수는 없으며 특히 집중적으로 음식을 선택하여 섭취하는 것은 암치료에 도움이 되지 않는다.

거짓말의 미학

"선생님, 그럼 완쾌는 가능한가요? 네?"

오늘로서 세 번째다. 나는 애써 무심한 얼굴 표정을 하고 내 앞에서 울고 있는 환자를 바라보았다. 이 여성까지 포함해서 오늘 모두 세 명의 환자가 내게 암 선고를 받았고, 내 앞에서 눈물을 흘렸다.

내 전공이 유방암이다보니 진료하는 환자들의 대부분이 여성이다. 여성들은 감정표현이 자연스러운 편이다. 그래서 외래를 보는 날에는 어쩔수 없이 하루에 한두 사람 정도의 눈물을 흘리게 만드는 경우가 있다.

얼핏보아 강하고 냉정하게 보여서 진단 결과를 알려주었다가 즉각 대성통곡의 반응이 나타나면 그야말로 낭패가 아닐 수 없다. 밖에서는 다음 환자가 기다리고 있는데 환자를 진정시킬 시간은 필요하고… 정말 진땀이 나는 순간이다. 아, 이럴 때에는 거짓말이라도 할 수 있다면 얼마나 좋을까. 거짓말이라도 할 수 있다면…

세상에는 거짓말에 얽힌 이야기들이 많다. 아담과 이브가 뱀의 유혹에 빠져 선악과를 따먹은 이래로 진실과 거짓의 대립은 모든 사람들의 일상을 떠나지 않게 된 것 같다. 일반적으로 거짓말의 이미지는 나쁘고 어두우며 사악한 편에 가깝다. 그런 연유로 사람들은 되도록 거짓말을 하지 말도록 교육을 받고 진실되게 살려고 노력한다.

그러나 사람들은 때로 본의 아니게 거짓말을 하게 되는 경우도 많다. 특히 말할 당시에는 진위가 확실하지 않았으나 훗날 거짓으로 드러나는 경우에는 도리없이 거짓말쟁이가 될 수 밖에 없는 노릇이다.

의사라는 직업도 거짓말을 할 수밖에 없는 경우에 속하지 않나 싶다. 특히 시한부로 목숨을 다투는 중병을 다루는 의사의 경우에는 여러가지 이유로 거짓말을 할 수밖에 없다.

현대의학의 힘으로도 전혀 어찌할 수 없는 불치병으로 진단이 내려진 환자에게 과연 사실을 말해줄 것인가 말 것인가는 의사들 사이에서 많은 논란을 불러 일으켜 왔다.

특히 개인주의보다 가족을 중심으로 생각하는 우리나라에서는 환자의 보호자들이 환자 본인에게 암같이 사형선고와 같은 병명을 직접 알려주는 것을 반대하는 경우가 많았다.

내가 레지던트 시절을 보냈던 1970년대만 해도 이러한 보호자들의 요구가 많아서 환자에게 병명을 숨기느라 애를 먹은 적이 한두 번이 아니었다. 따라서 나중에 병명이 들통나서 본의 아니게 거짓말쟁이 의사가 되어버려 멋쩍게 웃어야 하는 경우도 비일비재했다.

위암환자의 진단서에 병명을 감추기 위해 위 종양이나 악성 위궤양으로 병명을 써 놓고는, 보호자의 눈치를 보며 환자에게 "종양이라 함은 혹이라는 의미인데, 암 뿐아니라 양성 혹도 가리키는 말입니다."라고 하거나 "악성궤양은 위궤양이긴 한데 쉽게 약으로 치료되지 않은 종류를 말합니다." 라며 애써 궤변을 늘어 놓았었다.

때때로 보호자를 물리치고 의사에게 병명을 솔직히 알려달라고 애원조로 사정하는 환자도 있었다. 이럴 때 의사의 고민은 이만저만이 아니었다. 왜냐하면 나는 의과대학에서 '환자 본인이 병을 알아야 의사를 신뢰할 수 있고, 오히려 치료에 적극성을 띄울 수 있으며, 인생을 마무리 할 수 있는 시간을 줄 수 있는 장점이 있다'고 배웠기 때문이다. 그러나 병명을 알려주게 되면 보호자들로부터 원망을 감당해야 하니 그 또한 부담이 안 될 수 없었다.

정말 진퇴양난이었다. 보호자의 의견을 무시하고 환자에게 몰래 병명을 가르쳐 주어 환자로부터 임종 전에 삶을 정리할 시간을 준 것에 대해 감사하다는 말을 들은 적도 몇 번 있었다.

요즈음에는 과거에 비해 일반인들의 의학상식이 높아져 특별한 경우 외에는 병명을 숨길 필요가 없다. 암이라는 진단이 내려져도 대부분의 환자들이 담담하게 받아들인다. 그러나 진단을 듣자마자 오늘 내일 당장 어떻게 될 것처럼 대성통곡하는 사람도 있다.

이런 경우를 만나면 의사인 나도 가슴이 메어진다. 암을 전공으로 택한 내 자신이 원망스러워지기까지 한다. 차라리 옛날처럼 병명을 숨기고 거짓말로 얼버무리던 시절이 그립다.

암 정복의 희뿌연 빛 한줄기

암의 정복은 과연 가능한 것일까? 인간의 능력은 어디까지가 한계일까? 달을 정복하고 우주로 우주선을 쏘아 올리고, 유전자 복제까지 가능해진 마당에도 불치병은 여전히 많다. 암도 그 중의 하나이다. 세계적으로 사망원인의 1위는 암이다. 물론 시간이 갈수록 암의 수수께끼가 풀리고 치료법도 많이 향상되어 가고 있지만, 100% 완치의 길은 아직 요원한 것이 사실이다.

최근 암 유전자가 발견되면서 많은 의학자들은 흥분을 감추지 못하고 있다.
방광암과 유방암, 폐암 유전자의 일부 발견 등 암 유전자의 발견은 꼬리에 꼬리를 물고 이어지고 있다. 암 유전자의 발견은 인류 의학사상 커다란 획을 긋는 사건이다.
지금 이 시대를 '암이 해독되고 있는 시대'라며 설레이는 평가를 내리는 것도 무리가 아니다. 암 유전자에 대해 알기 위해서는 먼저 유전자의 성격을 이해할 필요가 있다.
우리 몸의 세포는 몇 미크론에 지나지 않을 정도로 아주 작지만,

양으로 병명을 써 놓고는, 보호자의 눈치를 보며 환자에게 "종양이라 함은 혹이라는 의미인데, 암 뿐아니라 양성 혹도 가리키는 말입니다."라고 하거나 "악성궤양은 위궤양이긴 한데 쉽게 약으로 치료되지 않은 종류를 말합니다." 라며 애써 궤변을 늘어 놓았었다.

때때로 보호자를 물리치고 의사에게 병명을 솔직히 알려달라고 애원조로 사정하는 환자도 있었다. 이럴 때 의사의 고민은 이만저만이 아니었다. 왜냐하면 나는 의과대학에서 '환자 본인이 병을 알아야 의사를 신뢰할 수 있고, 오히려 치료에 적극성을 띄울 수 있으며, 인생을 마무리 할 수 있는 시간을 줄 수 있는 장점이 있다'고 배웠기 때문이다. 그러나 병명을 알려주게 되면 보호자들로부터 원망을 감당해야 하니 그 또한 부담이 안 될 수 없었다.

정말 진퇴양난이었다. 보호자의 의견을 무시하고 환자에게 몰래 병명을 가르쳐 주어 환자로부터 임종 전에 삶을 정리할 시간을 준 것에 대해 감사하다는 말을 들은 적도 몇 번 있었다.

요즈음에는 과거에 비해 일반인들의 의학상식이 높아져 특별한 경우 외에는 병명을 숨길 필요가 없다. 암이라는 진단이 내려져도 대부분의 환자들이 담담하게 받아들인다. 그러나 진단을 듣자마자 오늘 내일 당장 어떻게 될 것처럼 대성통곡하는 사람도 있다.

이런 경우를 만나면 의사인 나도 가슴이 메어진다. 암을 전공으로 택한 내 자신이 원망스러워지기까지 한다. 차라리 옛날처럼 병명을 숨기고 거짓말로 얼버무리던 시절이 그립다.

암 정복의 희뿌연 빛 한줄기

암의 정복은 과연 가능한 것일까? 인간의 능력은 어디까지가 한계일까? 달을 정복하고 우주로 우주선을 쏘아 올리고, 유전자 복제까지 가능해진 마당에도 불치병은 여전히 많다. 암도 그 중의 하나이다. 세계적으로 사망원인의 1위는 암이다. 물론 시간이 갈수록 암의 수수께끼가 풀리고 치료법도 많이 향상되어 가고 있지만, 100% 완치의 길은 아직 요원한 것이 사실이다.

최근 암 유전자가 발견되면서 많은 의학자들은 흥분을 감추지 못하고 있다.

방광암과 유방암, 폐암 유전자의 일부 발견 등 암 유전자의 발견은 꼬리에 꼬리를 물고 이어지고 있다. 암 유전자의 발견은 인류 의학사상 커다란 획을 긋는 사건이다.

지금 이 시대를 '암이 해독되고 있는 시대'라며 설레이는 평가를 내리는 것도 무리가 아니다. 암 유전자에 대해 알기 위해서는 먼저 유전자의 성격을 이해할 필요가 있다.

우리 몸의 세포는 몇 미크론에 지나지 않을 정도로 아주 작지만,

그 속에는 복잡한 구조의 염색체가 존재한다. 염색체 속에는 나선 계단처럼 꼬여진 가는 사상絲狀 : 실처럼 가늘고 긴 모양이 있는데, 이것이 바로 DNA이다. 바로 이러한 유전자 조직의 치환으로 인해 암 유전자가 발견될 수 있었다. DNA를 끊어지지 않도록 조심해서 끌어당기면 놀랍게도 1미터까지 길이가 늘어난다.

DNA의 길이가 늘어날 때 그 안에서는 몇 만 개의 유전자가 생겨나는데, 그중 일부의 유전자가 다른 유전자로 변형되면서 암을 일으키는 원인이 된다. DNA 중 변형된 유전자만을 취해서 건강한 유전자 속에 집어넣으면 암이 발생한다.

암의 유전자가 잇따라 발견되고 있는 것은 놀라운 사실이지만, 그것이 곧 바로 암 치료에 연결되는 것은 아니다. 암 유전자와 관련된 치료법이 개발되려면 좀 더 많은 시간이 흘러야 할 것이다.

현재까지 완벽한 암 치료법은 없다. 그래서 의사들은 집학적 방법으로 환자를 치료하고 있다. 집학적 방법이란 마치 다국적군을 투입하듯 수술요법, 방사선 치료, 항암제, 면역요법 등 효과가 증명된 방법을 총동원, 동시 또는 시간 차이를 두고 사용해서 암을 공격, 굴복시키는 방법을 말한다.

유방암 치료를 할 때 수술을 한 후 보조요법으로 항암제를 투여하고 방사선 치료나 호르몬요법을 추가한다.

유방암 치료에 호르몬요법이 투입되는 이유는 무엇일까? 학자들의 연구에 의하면 여성호르몬은 유방암의 발생과 깊은 연관성이 있다. 유방암 환자에게 여성호르몬의 작용을 방해하는 항호르몬제를 투입하면 유방암의 재발억제와 치료에 도움이 된다. 이러한 호르몬 요법은 호르몬수용체 검사가 양성으로 나타나야만 효능이 있다.

항암요법은 수술 후 행해지는 보조요법의 하나로, 대개 치료와 재발을 억제하기 위한 목적으로 사용된다. 수술이 불가능할 정도로 암이 진행되어 있을 경우, 항암제를 먼저 사용해 종양의 크기를 줄인 다음 수술을 하기도 한다.

항암제의 부작용으로는 구역질, 식욕감퇴, 구토, 탈모, 백혈구 감소, 발열, 감염, 출혈 등이 있다.

그때 그때 전문의의 처방을 받아 슬기롭게 넘겨야 결과가 좋다. 방사선 치료도 부작용이 따르지만 항암제치료보다는 가벼운 편이다. 암환자들 중에는 항암제와 방사선 치료의 부작용을 무서워해서 치료를 기피하거나 포기하는 사람들이 있다. 당장의 고통을 못참아 항암제와 방사선 치료를 중단한다면 그에 대한 결과는 참담할 뿐이다.

암을 완치시키는 해결책은 아직 캄캄한 어둠 속에 있다.

그러나 새벽이 오기 전의 어둠이 가장 짙다고 했다. 이제 막 우리는 암 유전자 발견이라는 희뿌연 빛 한 줄기를 잡아올렸다. 암을 해명하기 위한 연구는 머지 않아 동트는 새벽을 맞이할 것이다.

그리고 머지 않은 어느날 마치 플레밍이 세균을 없애는 페니실린을 발견한 것처럼 위대한 발견이 있어 인류를 암의 공포에서 해방시킬 것이다. 그날이 어서 빨리 오기를 기대해보자.